プロローグ 私が看護師の100人インタビューで感じたこと

　筆者が初めて病院経営のコンサルティングに従事したのは、2006（平成18）年の診療報酬改定直後でした。入院基本料7対1基準が導入され、多くの病院が看護師の確保と定着に、どれほどの時間と労力を費やしたか、論を俟たない事実でしょう。10対1と7対1では入院基本料（一般病棟）の差額は2,860円。病床数100床あたり1年で1億円以上の収益に差が出るとも試算されていることから、病床数の多い総合病院では優先度の高い経営課題に位置づけるところも多くみられました。当初は都心に立地する知名度の高い病院が、こぞって地方都市部だけでなく、その郊外へもリクルーティングし、一部の地元中小病院は新人看護師採用がゼロという事態に陥ったという話も聞いています。

　そのような状況下、筆者が初めて担当した看護師の離職防止プロジェクトの一環で、20歳代～30歳代の100人の看護師にインタビューを実施しました。看護師の皆さんの仕事に向き合うモチベーションの拠り所や、社会や人の役に立ちたいという看護観といった、多様な価値観と考えに直接触れることができ、とても感動したことを今でも鮮明に覚えています。

　なぜなら、私がそれまで交流してきた多くの社会人と違い、社会貢献の意識がとても高いことと、そのために自分自身の知識や技術を常に発展させていきたいとの成長欲求を、学生時代からずっともち続けている人がとても多く、本当に頭が下がる思いをしたからです。

　あれから10年が経ちました。厚生労働省は2025（平成37）年の超高齢化社会の到来に備え、地域完結型医療を実現すべく、病床数の削減と機能再編を軸に7対1基準の厳格化へ大きく舵を切っています。これを読んでいる看護管理者の皆さんも、きっと次から次へとくる変革の波に、看護組織の方針展開や看護職の育成へと頭を悩ませている日々かと思います。

　筆者自身は10年前から現在に至るまで一貫して本書のテーマである「リテンション・マネジメント（できる人材が定着し、成果を発揮できるしくみづくり）」について、規模の大小や設置主体、病床機能にかかわらず、様々な病院を支援させていただいています。しかし、ここ何年かは病院の最大の職員数となっている看護師だけなく、医師、コメディカル、事務職、そして介護福祉士までコンサル

ティングの範疇が拡がり、日増しに医療に携わる人たちの働く環境が厳しくなっている実感をもっています。

　また、2014（平成26）年10月から医療機関の勤務環境改善に関する改正医療法の規定が施行され、各医療機関がPDCAサイクルを活用して計画的に勤務環境改善に取り組むしくみ（勤務環境改善マネジメント・システム）が導入されました。厚生労働省も「医療従事者の勤務環境の改善」を支援すべく施策を講じています。これには筆者も微力ながら、いくつかのプロジェクトに携わっていますが、まだ道半ばというところでしょう。

　この10年は、病院を取り巻く環境が劇的に変わり、患者の意識も大きく変化しています。ただ、変わらないことがあります。それは、医療の基本は「信頼」ということです。

　病院に限らず、サービス業の場合、サービスの「中身」とそれを提供する「人」とに分けて、顧客が認知することは非常に難しいといわれています。

　医療の現場では、まさに皆さん医療職一人ひとりの意識や行動が患者の「信頼」に大きく影響するといってもいい過ぎではないでしょう。

　ただ一方で、患者の苦情や不満ばかりに意識を傾けると職員は疲弊してしまい、患者の声を聞くことさえ嫌になってしまうのではないでしょうか。

　そうしたことから、患者の満足だけを追求するのではなく、医療サービスの質を維持するためには職員の満足も大事な要素であることは間違いないでしょう。

> **病院で働く職員一人ひとりのワーク・モチベーション。**
> **職員どうしのスムーズな連携を支える段取り力。**

　これこそが、病院経営を支える人材・組織づくりの基軸といえます。

本書の活用のしかた

　本書では、病院組織で最も職員数の多い看護部門を束ねる看護師長・主任といった管理者に、まず知ってほしいスキルや理論を「モチベーション・マネジメント」として第1章にあげています。もしかしたら、すでに実践（学習）している内容もあるかもしれませんが、今一度、理論で体系的に整理し、同僚や部下の皆さんにも伝承していただければと思います。

　また、医療現場では長年のテーマになっているワーク・ライフ・バランスを「段取り力」の視点から問題提起し、解決策を提示しています。ここでは、NPO法

人日本タイムマネジメント普及協会の30年近くに及ぶタイムマネジメントの研究成果を用いています。具体的には、段取り力の可視化と理論づけのノウハウによって、皆さんが日々の自分自身の仕事や組織運営のマネジメント・ツールとして使える利用価値の高いものを厳選し紹介しています。

診療報酬の改定の度に、病床再編が進んで病院から在宅への流れが加速するなか、看護師の働きかたも、どんどん変化していくでしょう。また、働きかただけでなく働く場所の量的な大移動も2025年に向けて徐々に始まります。

でも、本書を読んでいる皆さんには、変化に巻き込まれるのではなく、自ら変革していく組織づくりを目指してほしいという願いから、マグネット・ホスピタルの実践事例病院を4つ取り上げました。掲載順で、名古屋掖済会病院、岐阜県総合医療センター、芳野病院、亀田総合病院です。いずれも特色のある施策展開で素晴らしい組織・人材マネジメントを実現しています。取材には資料提供を含め、多大な協力をいただいたうえに、たいへん奥深く濃い内容を惜しみなく提示していただきました。この場を借りて、ご紹介方々、関係者の皆様にお礼を申し上げます。

本書の主な目的は、本書を通じてマネジメントという仕事がとても魅力的でやりがいを感じるものかを示すとともに、組織開発や人材育成にデータでアプローチすることを体感していただくことです。

そのために、研修や部署内の面談で使える診断ツールや分析表を用意しました。理論は実践してみて、初めて納得がいき、自分のスキルに紐づけられるものです。

また、事例研究や実践事例では、次のような様々な視点で、グループワークやワークショップに活用できます。きっと、皆さんの職場では異なった考えかたや解が出てくるでしょう。それこそが、ダイバーシティ（多様性）であり、自院の価値観に合致したイノベーションの本質なのです。

「どうして、こういった施策展開になるのだろう」
「こんなふうには考えられないか」
「当院では、きっとこうするだろう」
「この先は、どういう展開があるのか」
など

ぜひ、本書を読み物としてだけではなく、研修テキストとして活用してもらえ

ればと思います。そして、これまで以上に魅力ある看護管理者になってください。そうすれば、皆さんを目指すジェネラリスト・ナースがたくさん現れ、皆さんの職場では管理者としても飛躍的に成長ができる、やりがいのある奥の深い仕事が提供できるでしょう。

魅力ある管理者がたくさんいる。だから、できるナースを引きつけて離さない。

それこそが、マグネット・ホスピタルの目指すところだと確信します。
末筆になりましたが、100人インタビューには続きがあります。
インタビューに協力してもらったスタッフの上司には、第3章で紹介している「面接対話の研修」を受講してもらい、実際に部下の人たちの仕事に対する思いやキャリア観を傾聴してもらいました。その後の看護師長の感想を以下に紹介したいと思います。

「一人ひとりのスタッフとこんなに深く話をしたことも初めてで、またこんなに一生懸命に一人のことを考えたり、『どう思っているんだろう』と何回も思いを巡らせたことも初めてでした。事前に自分なりに分析し、考えをもって面接することで相手からの思いも引き出しやすく、そのスタッフに対して今まで見えてこなかった新しい発見や思いに触れることができました」
「スタッフからも『こんなにゆっくり話したことは初めてでそれだけでも満たされた感じがした。また自分のことを深く分析してもらい、納得できることが多くてびっくりした。これからの自分の姿勢みたいなものがわかった気がした』と前向きな感想をいただきました。スタッフと話している自分も元気をもらった感じがしています」

多くの読者の皆さんが、できるナースを育成し、末永く一緒に"やりたい看護"を追求していただけることを祈念します。

2016年6月

株式会社フェアアンドイノベーション 代表取締役　永瀬隆之

CONTENTS

第1章 モチベーションを知らないでマネジメントはできない! ……… 1

1. モチベーションを理解する ……… 2
① モチベーションとは ……… 3
② モチベータとは ……… 4
③ 外発性と内発性の特徴 ……… 9

2. モチベーションに関連する理論とその活用 ……… 13
① マズローの欲求5段階理論とモチベーション ……… 13
② 期待説モデル ……… 15
③ 職員満足度(ES)調査の活用 ……… 17
④ パッケージ調査の利用 ……… 20

3. モチベーションと同時に高めたいブランド・ロイヤルティ ……… 21
① 病院のブランド・イメージを高めるために ……… 22
② インターナル・ブランディングとは ……… 23
③ 理念浸透のためのワークショップの開催 ……… 23
④ 病院ブランドの要は、事務・管理部門の戦略的な機能化 ……… 25
⑤ 職員満足度(ES)調査などのデータを有効活用する体制 ……… 27

4. 実践事例 病院ブランドを体現する人材育成の取り組み ……… 29
① 看護師の成長欲求を刺激する価値観の共有 ……… 29
② 内発的なモチベーションを高める研修レポートの充実 ……… 31
③ キャリア・アンカー別研修のねらい ……… 35
④ 組織人事戦略を核とした健全経営で良質な医療サービス ……… 37

資料 パッケージ調査「リテンション・サーベイ」の設計コンセプト、アウトプット・イメージ ……… 41

第2章 なぜ、ワーク・ライフ・バランスはうまくいかないのか? ……… 49

1. 看護部門のワーク・ライフ・バランス実現 ……… 50
① 生産性を上げる3つのケース ……… 50
② 3つのケースを裏づける調査結果 ……… 53

2. パートナーシップ・マインドと段取り力 ……… 55
- ① パートナーシップ・マインドに対する理解 ……… 55
- ② 段取り力の考え方 ……… 58

3. 段取り力の基礎スキル：優先順位 ……… 66
- ① チームとして優先順位を明確にするポイント ……… 67
- ② 管理職の仕事：メンバー間で業務の偏りを生じさせない ……… 68
- ③ 自分の仕事で一番大事なのは「後で、自分でやる仕事」 ……… 70
- ④ 投下時間分析で見えてくる"アンバランス" ……… 72
- ⑤「突発的な仕事」を上手にさばく ……… 74

4. 段取り力の応用スキル：上手な委任 ……… 77

5. 実践事例 看護職員の負担軽減および処遇改善への具体的取り組み ……… 79
- ① 看護補助者の増員による本来業務へのシフト ……… 80
- ② 教育支援の拡充と業務負担の軽減に向けた取り組み ……… 81
- ③ モチベーション調査で検証し、PDCAを回す ……… 83
- ④ 判断力を高め、変化対応力を強化する組織診断の活用 ……… 86

第3章 一人ひとりが輝き続ける育成環境のつくり方 ……… 89

1. 面接対話力が上司と部下の信頼関係を築く ……… 90
- ① 20歳代後半にありがちなモチベーション・ダウン ……… 90
- ② モチベーションからみた「人事評価（目標設定）面談」 ……… 93
- ③ モチベーション・アップのための「キャリア面接対話」 ……… 94

2. モチベーションを高める目標設定 ……… 99
- ① 目標設定に求められるもの ……… 99
- ② 目標のブレイクダウン ……… 102

3. 成長欲求を刺激するキャリア観の醸成 ……… 105
- ① 承認力を発揮する ……… 105
- ② 自己効力感を高める ……… 107
- ③ ぶら下がり人材の処方箋 ……… 109

4. 中長期の視点を養う BSC（バランスト・スコアカード）の活用 113
- ① BSC作成前に必要な現状把握：SWOT分析の留意点 114
- ② BSC作成に向けた戦略確定：クロスSWOT分析の留意点 117
- ③ BSCへの展開 118

5. 実践事例 これからの地域医療を支える中小病院の変化対応力 120
- ① ワーク・ライフ・バランスの実現に職員のアイデアを活かす 120
- ② 職員の意欲と能力を引き出す「人材育成プログラム」 123
- ③ 病院全体で議論し、職員の思いと共鳴させる 127
- ④ ダイバーシティ・マネジメントでマグネット・ホスピタルに 128

第4章 患者満足を支える健全な職場環境システム 131

1. コミュニケーション・スキルとストレス耐性 132
- ① コミュニケーション・スキルの重要性 132
- ② ストレス耐性を高めモチベーションに転化する 135

2. 患者満足志向を支えるホスピタリティ・マネジメント 141
- ① 短時間で深い信頼関係を築くNLP活用のすすめ 141
- ② ホスピタリティ・マネジメント 144

3. 達成感、貢献実感が育まれる公平な評価システム 150
- ① 評価のもつパワーを活用する 151
- ② 評価基準を明確にし、日々意識できるしくみをつくる 154
- ③ 成長欲求を刺激する評価ストーリー 156

4. マグネット・ホスピタルの評価から見えてくるシステム化の必要性 159
- ① 重要指標にはシステム化が必須である 159
- ② 看護の質指標についてのデータ収集には満足度評価が多い 160
- ③ 看護のリーダーシップの質は何で決まるのか？ 161

5. _{実践事例} **未来予想図に向けた医療サービスの実現** ……………… 163
　① Customer satisfaction から Customer delight へ ……………… 164
　② チャレンジし続ける組織づくりと基盤システム CAS ……………… 166
　③ 絶え間ないチャレンジは職員の達成動機を刺激する！ ……………… 171

第5章　看護師長に求められる次代を見すえたマネジメント …………175

1. ダイバーシティ・マネジメント：豊富なキャリア観を受け入れる ……………… 176
　① ダイバーシティ・マネジメントとは？ ……………… 176

2. 人財開発力を高める：ファシリテーション・スキルと研修の効果測定 ……………… 185
　① ファシリテーション・スキル向上のすすめ ……………… 187
　② 研修の効果性 ……………… 190
　③ 研修の効果測定にみられる課題 ……………… 193
　④ ヒューマン・スキル研修による組織貢献度を把握する ……………… 195

3. 地域医療を支えるマクロの視点①：病院ブランドを磨く ……………… 199
　① 地域を取り巻く環境認識から、自院の役割を考察する ……………… 201
　② インターナル・ブランディングを戦略に活かす ……………… 204

4. 地域医療を支えるマクロの視点②：マネジメント・システムのPDCAを回す ……………… 207
　①「地域包括ケアシステム」構築への人財マネジメント ……………… 208
　② 病院ブランドを高める看護組織づくり ……………… 211

〈付章〉これは使える！ワークシート ……………… 213

索引 ……………… 223

表紙・本文デザイン／STUDIO DUNK

第 1 章

モチベーションを知らないでマネジメントはできない！

第1章の構成

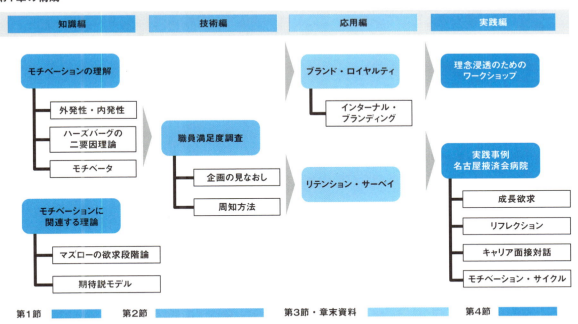

1. モチベーションを理解する

　看護師長・主任といった管理職の皆さんにとって、「現場のマネジメント」はとても大切であり、スタッフの立場から管理職に役割が変わることによって"自分が決めるべきこと""スタッフを管理すること"がとても多くなります。ここでいう「管理」とは、チームワークやスタッフの働く環境をコントロールし、スタッフ自身がモチベーション高く、職務遂行能力（スキル、知識、経験）を発揮できる状態をつくることです。

　産業心理学者のE．E．ロウラー（Edward E. Lawler Ⅲ、1967）は、**図1-1**に示すように、「パフォーマンス」は「能力」と「動機づけ」をかけ合わせて発揮するものだとしています。ここでいう「パフォーマンス」は皆さんにとって、医療サービス（看護）の提供とその質の向上であり、「能力」は看護技術や患者ケアの経験といえるでしょう。

　ただ、この図で重要なポイントは、「パフォーマンス」は「能力」だけで生み出すものでなく、「動機づけ」つまりモチベーションとのかけ算によるということです。

　たとえば看護師長から有無を言わせない頭ごなしの口調で指示を受けると、やらざるを得ないから指示通り行動しようとしますが、そのときのスタッフの気持ちは「仕方なくやる」「イヤイヤやる」というものです。この状態では、スタッフのモチベーションは低く、能力も十分発揮されないでしょう。能力が十分に発揮されないということは、期待した成果も出しにくいということになります。

　モチベーションとは「能力を発揮する行動を引き起こす力であり、その源泉」といえるのです。

　では、スタッフのモチベーションが低いまま働き続けると、どうなるでしょう。若い看護師であれば、仕事への興味・関心がなかなか高まらず、最悪の場合は離職につながるかもしれません。また、中堅の看護師であれば、言われたことだけをやる、協調性のない働きかたになってしまうこともあります。このように、モチベーションの管理はとても大切なのですが、ほとんどの病院・施設のクリニカ

図 1-1　仕事の成果（パフォーマンス）とモチベーションの関係

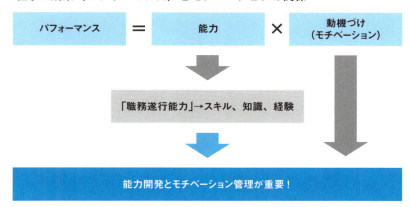

ル・ラダーや教育体系には、看護技術や能力開発の研修や教育機会があっても、モチベーション管理のプログラムは見あたらないようです。

　この章では、モチベーションを理論的にわかりやすく解説し、皆さんのマネジメントに活用できるように体系立てて整理していきたいと思います。

① モチベーションとは

　まず皆さんが日頃、何気なく言葉にする"モチベーション"について、共通の理解を図りたいと思います。心理学者のC．C．ピンダー（Craig C. Pinder、1998）は、仕事のやりがいにかかわるワーク・モチベーションを以下のように定義しています。

　「個人の内部、外部にその源をもつ一連の活力の集合体。仕事に関連する行動を引き起こし、様態、方向性、強さ・弱さ、継続力を決定づける」[*1]

　この難しい定義を覚える必要はありませんが、2組の重要なキーワードがありますので、これらの意味するところは、ぜひ理解してください。

〈1〉キーワード1：内部、外部

　1つ目のキーワードは「内部」「外部」です。内部、外部というとわかりにくいかもしれないので、ここでは「内発性」「外発性」とします。これはマラソンで考えてみると、より具体的にイメージできると思います。

　マラソン・ランナーが42.195kmを走るときのモチベーションを想像してください。ランナーが、これほど長い距離を走る気持ちは「走っていて楽しい」「走

ることが好き」「完走したときの達成感がたまらない」など、その人の内面からわき出てくるモチベーションです。これを内発性のモチベーションといいます。

　一方で、ゴールが近くなり、ラストスパートをかけるランナーの気持ちはどうでしょうか。「練習してきた成果として、タイムが縮まるかもしれない」「入賞するかも」「ゴールで家族や同僚が応援してくれている」など、周囲の期待や評価に応えようとする外側からの動機づけ、つまり外発性のモチベーションになるわけです。

　皆さんの仕事も同様です。「患者に寄り添う看護がしたい」「患者が回復していく姿がうれしい」という内発性と、「主任やリーダーに一人前の看護師として認められたい」「人間関係のよい職場で働きたい」という外発性があります。

〈2〉キーワード2：様態、方向性、強さ・弱さ、継続力

　2つ目のキーワードは「様態」「方向性」「強さ・弱さ」「継続力」です。モチベーションには様々な要因があります。これを英語でモチベータ（motivator）といいます。このモチベータには「様態」「方向性」「強さ・弱さ」「継続力」が異なるという文脈が含まれています。

　モチベータの種類とその内容は次項で詳しく紹介しますが、ここでは特に「方向性」と「強さ・弱さ」について解説します。モチベーションは、必ず何かの対象や目標に向かって喚起されます。つまり、やる気を出す対象や目標をもつことによって、行動に「方向性」が与えられ、目標達成に向けてモチベーションが高まっていくわけです。これは、学生の頃の受験勉強や、看護師として学会発表に向けてモチベーションが高まっていくことなどから想像できるでしょう。

　また、モチベーションには「強さ・弱さ」があります。モチベーションが低いときと高いときがあるといったほうが、わかりやすいかもしれません。たとえば看護研究や学会発表の準備などを続けていく途中で、なかなかゴールが見えてこず、中だるみを経験したことはありませんか。目標に向かって、モチベーションは高まり続けるだけなく、その時々の状況によって変化する特性があるのです。

② モチベータとは

　モチベーションは様々な要因によって「方向性」「強さ・弱さ」「継続力」といった影響を受けます。このように、モチベーションに影響を与える因子をモチベータといいました。

図1-2は「20代、30代の全国看護師における就業意識調査」（2013年10月、フェアアンドイノベーションとJTBコーポレートセールスの共同で実施、n=632）の結果から、最もモチベーションに影響を与えやすいモチベータを抽出したものです。

これらモチベータは、それぞれ「方向性」「強さ・弱さ」「継続力」といった気持ちのうえで影響を及ぼすわけですが、やる気のもとになっている場合（プラス）と、やる気を阻害している場合（マイナス）があるのです。しかも、アンケートの回答結果から、人それぞれに、そのモチベータが異なるということもわかっています。それらモチベータの意味を整理すると、次のようになります。

〈1〉社会貢献（公的有意義性）

地域や人の役に立つ仕事という考えがあり、中長期的な視野で医療や病院のありかたを捉える志向性です。

これがプラスのモチベータ（プラス・モチベータ）になっている場合は、地域や人に貢献できているという達成感があります。マイナスのモチベータ（マイナス・モチベータ）になっている場合は、目先の仕事に振り回されている、人の役に立てている実感がない気持ちが、やる気を下げています。

〈2〉成長欲求（キャリア志向）

今の仕事や職場環境を通じて、さらに自分を高めたいという志向性です。

図1-2　看護職のモチベータ

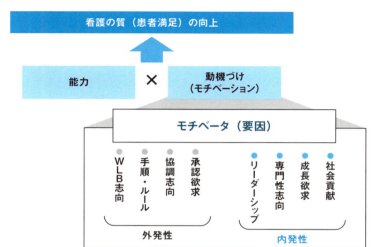

これがプラス・モチベータになっている場合は、いきいきと前向きに仕事ができています。マイナス・モチベータになっている場合は、今の仕事が自分に合わないのではないか、今の職場では自分は成長できないという気持ちが、やる気を下げています。

〈3〉専門性志向（スペシャリスト型）

　特定の技術領域や職務内容への理解度・習熟度を通して、業務を遂行したい志向性です。

　これがプラス・モチベータになっている場合は、今までの知識・スキルや経験に自信をもち、他者をサポートするなどでも自信を感じている状況です。マイナス・モチベータになっている場合は、知識・スキルを磨けていない、経験がなくて焦っているという気持ちが、やる気を下げています。

〈4〉リーダーシップ（チーム運営志向）

　チーム内での、自分の考え、進めかたに沿って目標を達成する志向性です。

　これがプラス・モチベータになっている場合は、チーム内でのリーダー的役割をスムーズに実行し、仕事ができています。マイナス・モチベータになっている場合は、考えや進めかたを活かせない、メンバーをうまくまとめられないという気持ちが、やる気を下げています。

〈5〉承認欲求（フィードバック性）

　職場で、上司、先輩、周囲の同僚から寄せられる期待、信頼、評価に応えたいとする志向性です。

　これがプラス・モチベータになっている場合は、周囲が期待する成果を仕事で出せていると感じています。マイナス・モチベータになっている場合は、自分の役割や成果が評価されていないという気持ちが、やる気を下げています。

〈6〉協調志向（チームワーク性）

　職場でのコミュニケーションの円滑さや協調性、周囲との関係性を重視する志向性です。

　これがプラス・モチベータになっている場合は、チームワークがうまくいっていることが、やる気を支えています。マイナス・モチベータになっている場合は、人間関係に問題を感じていたり、コミュニケーションがうまくとれない気持

ちが、やる気を下げています。

〈7〉手順・ルール（マニュアル志向）

　仕事を進めるうえで手順が明確であることや、必要な道具や機器（医療機器）が整っていることを求める志向性です。

　これがプラス・モチベータになっている場合は、職場環境や仕事の手順が整備されていることが、やる気を支えています。マイナス・モチベータになっている場合は、道具や機器の扱いかたがわかりにくいことや、仕事の手順が整備されていないことへの不安・不満が、やる気を下げています。

〈8〉ワーク・ライフ・バランス（WLB）志向（プライベート充実型）

　家族が医療職として働くことに賛同していたり、仕事とプライベートのバランスといった仕事以外の生活への影響を重視する志向性です。

　これがプラス・モチベータになっている場合は、家族から仕事を応援されていること、私生活が充実していることが、やる気を支えています。マイナス・モチベータになっている場合は、仕事が忙しく、私生活を十分楽しめないことが、やる気を下げています。

*

　一人ひとりが異なったモチベータ（やる気のもとや、やる気を阻害している要因）をもっているといっても、イメージできないかもしれません。**表1-1**（p.8-9）、**図1-3**（p.10）は2013年のアンケート調査に使われ、その後、全国100以上の病院・施設の個別調査で精査されたものの簡易版です。これを使って、皆さんや周りの人たちのモチベータを明らかにしてみましょう。

　診断結果はいかがでしたか？ 同じ職場や同じような経験を積んできた看護師どうしでも、プラス・モチベータとマイナス・モチベータが異なったり、場合によっては自分のマイナス・モチベータが、ほかの人のプラス・モチベータになっていたりします。

　モチベーションの中身は一人ひとりが違っているということを、ここでは確認しました。つまり、「モチベーション上げていこうよ！」「やる気なくしてない？大丈夫よ！」という声かけではなく、人それぞれのモチベータを意識した具体的な声かけのほうが、効き目があるわけです。

表 1-1　モチベータ診断

自分のモチベーションを自己診断してみましょう。あまり考え込まず、直感で回答しましょう。回答し終わったら、4つの設問ごとに回答結果を足し算してください。

	まったくあてはまらない		どちらでもない		非常にあてはまる	
1. 地域やオフの活動でも仕事のことが役立っている	1	2	3	4	5	①　　点
2. 自分は意義のある仕事をしている	1	2	3	4	5	
3. 今の仕事は、友人や家族に自慢できる	1	2	3	4	5	
4. 病院（施設）の理念を実践している	1	2	3	4	5	
5. 自分に合った仕事をしている	1	2	3	4	5	②　　点
6. 仕事における権限や自身で判断できることが増えている	1	2	3	4	5	
7. 自分の経験を活かせる仕事をしている	1	2	3	4	5	
8. 自分の好きな仕事をしている	1	2	3	4	5	
9. 自主的に勉強して技能をみがきノウハウを蓄積している	1	2	3	4	5	③　　点
10. 自分のニーズにあった教育・研修を受講できている	1	2	3	4	5	
11. 医療の質を高めるために自分が何をすべきか理解している	1	2	3	4	5	
12. 仕事に自分らしいこだわりをもち、専門性を発揮している	1	2	3	4	5	
13. 仕事を通して、自分の考えかたや発想を表現している	1	2	3	4	5	④　　点
14. 仕事のなかで、自分の個性を発揮している	1	2	3	4	5	
15. 仕事のなかで、自分の気持ちや意見を主張している	1	2	3	4	5	
16. 仕事のなかで、複数の人の意見をまとめている	1	2	3	4	5	
17. 上司や仲間から期待されている	1	2	3	4	5	⑤　　点
18. 自分の仕事が、まわりから評価されている	1	2	3	4	5	
19. 自分に期待された成果を達成している	1	2	3	4	5	
20. 周囲からのフィードバックが仕事の質を高めている	1	2	3	4	5	
21. 仕事仲間との交流を楽しめている	1	2	3	4	5	⑥　　点
22. 職場では必要なコミュニケーションがとれていると思う	1	2	3	4	5	
23. 自分が忙しくても、困っている仲間をサポートしている	1	2	3	4	5	
24. 仕事を進めるうえで他の職種の職員と連携しやすい	1	2	3	4	5	

表1-1 モチベータ診断（つづき）

25. 今の仕事には、しっかりしたマニュアルがある	1	2	3	4	5	⑦ 点
26. 職場の皆が従うべきルールが、明確になっている	1	2	3	4	5	
27. 設備や立地条件などの環境が整った職場で働いている	1	2	3	4	5	
28. 仕事を進めるうえで、必要な情報や材料、道具、手順などを与えられていると思う	1	2	3	4	5	
29. 家族や親しい友人と過ごす時間がとれている	1	2	3	4	5	⑧ 点
30. プライベートで集中できる趣味や過ごしかたがある	1	2	3	4	5	
31. 仕事とプライベートの比重に満足している	1	2	3	4	5	
32. 家族は私が医療職として働くことに賛同している	1	2	3	4	5	

図1-4（p.10）のレーダーチャートに①〜⑧の点数を入れて線で結んでください。

③ 外発性と内発性の特徴

　モチベーション管理を知るうえで欠かせないのが「外発性」と「内発性」のモチベータがあるということと、その考えかたでした。この考えかたに詳しく触れる前に、まず心理学者のF．ハーズバーグ（Frederick Herzberg、1966）の二要因理論を紹介したいと思います。**図1-4**に示すように、ハーズバーグは仕事に対する満足をもたらす要因と不満をもたらす要因が異なることを示し、前者を「動機づけ要因」、後者を「衛生要因」と定義しました。

〈1〉動機づけ要因（ほとんどが内発性）

　ハーズバーグは「職員に動機づけ要因を与えることにより満足感を高め、モチベーションを向上させることができる。一方で、衛生要因を改善することにより、職員の不満が解消される効果はあるが、そのことが満足感やモチベーションを高めるとは限らない」としています*2。

　これは、とても重要な示唆です。なぜなら、皆さんが取り組んでいる職員満足度（ES(注1)）調査などによる満足度向上施策が衛生要因に偏っていたら、"不満

(注1) ES：employee satisfaction、職員満足度。患者満足度（customer satisfaction；CS）と対比される。

図1-3 モチベータ・チャート（やる気のもと）

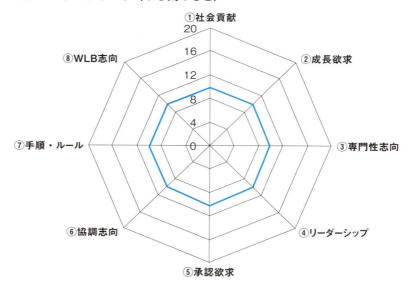

　最も高い点数をプラス・モチベータ（やる気のもと）、最も低い点数をマイナス・モチベータ（やる気を阻害している要因）とし、思い当たることを以下の表に記入してみましょう。
※プラス・マイナスのモチベータがそれぞれ複数ある場合は、それらすべてを選んでください。

モチベータ	タイプ	モチベータの意味	思い当たること
社会貢献	公的有意義性	地域や人の役に立ちたいという使命感で医療に携わること	
成長欲求	キャリア志向	仕事自体が好きか、自分に合っていて、成長したいこと	
専門性志向	スペシャリスト型	仕事内容を理解し、経験を積み重ねて特定の知識やスキルを高めたいこと	
リーダーシップ	チーム運営志向	自分の考えや進めかたでチームをけん引し、目標を達成すること	
承認欲求	フィードバック性	職場で、上司やまわりから寄せられる期待や信頼・評価されること	
協調志向	チームワーク性	職場でのコミュニケーションの円滑さや協調性、関係性への志向	
手順・ルール	マニュアル志向	業務手順が明確になっていること、病院の設備、立地といった職場環境が快適であること	
WLB志向	プライベート充実型	家族や親しい人からの仕事への理解があること。また仕事と余暇のバランスがとれていること	

足解消のための施策で留まっている"可能性があるからです。言い換えれば、不満足「ゼロ」を目指しても、職員のモチベーション（動機づけ要因）につながるとは限らず、ひいては**図1-1**で示したロウラーのいう仕事の成果が上がることも期待できないという話になるのです。

図1-4 ハーズバーグの「動機づけ要因」と「衛生要因」

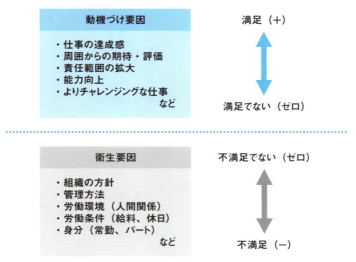

不満足を解消することと、満足を高めることはイコールではありません。つまり車の両輪として取り組むことが必要です。

(陽川一守:組織とスタッフの活力を高めるモチベーション・マネジメント;自分のモチベーションを振り返る:理論編,看護展望,38(3):306-309, 2013. より作成)

〈2〉衛生要因(外発性)

　ハーズバーグの衛生要因は、すべてが周囲から与えられるモチベーションである外発性です。給与の額、休暇のとりやすさ、長時間勤務の多さをはじめとする労働条件、福利厚生制度は、この代表例です。一方、動機づけ要因をみると「周囲からの期待・評価」を除いて、ほとんどが内発性です。職員が自らの意思で主体的に行勤を起こそうとする、やりがい、達成感、目標感といった、自分の内面から湧き出るモチベーションを意味します。

　外発性の特徴は、上がりやすいけれども長続きしないという傾向があります。内発性は、自分の内面で湧き上がってくるだけに時間がかかりますが、外発性と違って持続する傾向があります。

〈3〉車の両輪としての外発性と内発性

　そのほかの外発性と内発性の特徴は図1-5で確認してください。ただ、ここで注意してほしいのは、外発性、内発性のどちらかが大切というものではなく、車の両輪のように両方がバランスよく機能し、経験とともに内発性が強くなることが望ましいといえます。それから、外発性に依存している場合、外部からの刺激

図 1-5　外発性と内発性の特徴

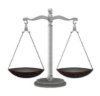

外発性がとても強い
○瞬発力がある
○短期的成果を出しやすい
▲職務内容以外の興味・関心が高くなりがち
■上司や先輩のサポートが必要な場面がしばしばある
■気持ちにムラがある
■周囲や環境に影響されやすい

内発性がとても強い
○持続力がある
○自分で納得して仕事をしている
○仕事を楽しめる
▲マイペースになりがち
■突っ走ってしまうことがある
■仕事にコミットしているため、職務が変わるとモチベーションがダウンしやすい（なかなか戻らない）

○：チームワーク面でメリットが大きい。
▲：チームワーク面のうえで、やや懸念が残る。
■：チームワーク面でデメリットになりやすい。
図は外発性と内発性のどちらかにモチベーションが偏った場合に、どのような意識や行動が現れやすいかをまとめたものです。

がないとモチベーションが上がらないという非常に不安定な状態に陥るので、内発性を意識し、安定したモチベーションへと転換していくことは心がけてください。

ちなみに、**図1-2**では、モチベータを「外発性」と「内発性」に分類していますが、自分や上司ではコントロールできない報酬などの人事制度や職務遂行上の諸条件は、このなかに含まれていません。

2. モチベーションに関連する理論とその活用

モチベーションの概要を理解したところで、皆さんがスキルとして、どう活用するかについて解説しますが、その前にモチベーションに関連する理論を知る必要があります。なぜなら、スキルを活用する際に理論的な背景を押さえていることで、その効果に自信をもつことができるうえに、人にスキルを伝授する際にも、単なる我流ではないという意味で説得性が違ってくるからです。

① マズローの欲求5段階理論とモチベーション

〈1〉マズローの欲求5段階

　ピンダーによれば、モチベーションは「仕事に関連する行動を引き起こす」ものです。では、私たちの行動の源泉とは一体何なのでしょうか。心理学者のA.マズロー（Abraham Maslow、1943）は欲求でそれを解釈しています。欲求が生まれるところには、何らかの欠乏している状態があり、私たちはその状態を解消するように行動するというわけです。たとえば生きていくためには食べること、寝ることが必要であるなど、最も根源的な欲求が存在するわけです。

　マズローは、こうした欲求を階層によって示し、下位の階層から順番に充足し、上位の階層へ欲求レベルが上がっていくとしています。具体的には、5つの階層として示し、前述した「生きていくため」という最も低次の階層にある欲求を「生理的欲求」としています。この生理的欲求が充足されると、一段階上の「安全・安定の欲求」が意識されるようになります。これは、同じ働くなら、安全で快適な環境、安定した仕事に就きたいとする欲求です。この安全・安定の欲求が満たされると、次に周囲の人との関係を意識するようになります。これが社会での自分の居場所の確保や仲間として認められたいという「所属と愛の欲求」です。そして、この欲求が満たされると、自分の役割意識が強くなり、周囲からも評価されたり、尊敬されないと満足できない「承認の欲求」が芽生えてくるのです。

ここまでに出てきた4つの欲求では、その欲求が満たされていないときに、行動を引き起こす源泉となります。しかし、満たされてしまうと、その欲求よりも上位にある欲求が新たなモチベーションの拠り所となるのです。

　では、「承認の欲求」が満たされたときには、どうなるのでしょうか。マズローによれば、承認の欲求が満たされると、さらに上位にある「自己実現の欲求」が芽生えてくるとしています。これは自己の可能性を追い求め、自分なりの考えや行動で、それを実現しようとする欲求です。看護師であれば、さらなる成長に向かって自分を高めていきたいという志向性になります。

　生理的欲求から承認の欲求までは、それが欠乏しているときに行動を喚起しますが、いったん充足されると、そのエネルギーは減退します。したがって、これらの欲求をまとめて"欠乏欲求"と言い表せます。これに対して自己実現の欲求は「今の自分なら、もっと上を目指せるはず」「ここまでくることができたのだから、自分の可能性はまだ伸ばせるはず」と、止まることなくより高みをめざして人を動かす"成長欲求"と位置づけられるのです。

〈2〉欲求5段階とモチベータ

　これまで説明したことが、**図1-6**にマズローの欲求5段階理論として三角形で示されていますが、その脇に前節で紹介したモチベータが配置されています。皆さんが組織運営で活用する際に念頭におくのは「マズローの欲求5段階に沿って、モチベータを刺激する」ということです。

　具体的には、低次にある欲求階層から一段上の欲求に向かっていくのですから、新人や若手の看護師であれば、ワーク・ライフ・バランス（WLB）志向に配慮しつつ、手順・ルールそして、協調志向を充足させるように働きかけるということになります。また、中堅やベテランの看護婦であれば、各自の役割意識を高め、充足するように承認欲求を刺激していく必要があります。

　ただ、このときに気をつけなければならないことが2つあります。

　1つ目は、本人のキャリア観が「自己実現の欲求」に関連する4つのモチベータのどれに向かっていくのか、本人に確認しながら承認していくこと。

　2つ目は、職場や職務内容に即した志向性（たとえば専門性が高い、地域での他職種連携の必要性など）もモチベータ（専門性志向やリーダーシップ、社会貢献など）として留意しながら、本人と合意形成を図ることが大切です。

　最後に欲求5段階を使ったスキル展開について、留意すべきことを紹介します。それは、必ず下位の欲求を満たしてから、一段上を意識するということです。

図 1-6　マズローの欲求 5 段階理論とモチベータの関係

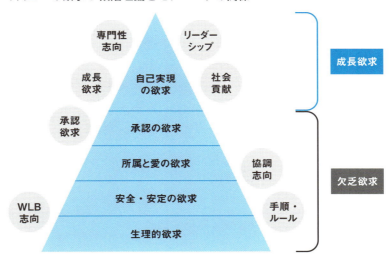

下位の欲求から段階的に欲求を満たそうとして動機づけられる

言い換えると、職場が異動したり、職位や役割が変わったりすると、また下位の階層から欲求が再スタートする可能性があるということです。

たとえば「中途採用者は即戦力だから、任せておけばいい」という考えをもっている看護師長がいるとしたら、それはとても危険です。なぜなら、彼女・彼らのモチベーションは、前の病院とやりかたが異なる「手順・ルール」や、なかなか周囲の人たちと人間関係が構築できない「協調志向」で、つまずいていることがよくあるからです。こうした状況を放置しておくと、せっかく獲得した優秀な人材もまた離職してしまうことになります。また、そうした看護師長の考えを転換しないと、なかなか中途採用者が定着しにくく、「いつまでもナースが足りない」状況は改善されません。中途採用者であっても、最初の 2～3 か月はていねいな対応が必要であると、心がけることが肝要です。

② 期待説モデル

皆さんの職場では、期初に目標設定し、期末に成果を上司と部下で確認し合うという面談を実施されていますか。一般的に目標管理制度といわれるものですが、看護部だけで 100 人を超える場合、こうした制度はモチベーション管理上、大変有効です。なぜなら、組織としての方向性を確認したり、一人ひとりの役割を明示し、互いに努力し支援するチーム・ナーシングのしくみを定着させるため

には、きちんと可視化し、進捗状況を確認する必要があるからです。こうしたことが徹底できないと、あいまいさや認識ギャップが生じてモチベーションを落としかねません。

人は、将来の出来事や行動について、そこからどのような結果が得られるかを予測し、行動するかどうかを判断します。これを仕事に置き換えて考えると、職場で求められる仕事の成果（結果）が目標であり、目標に到達できる見込みが予測となります。

これを心理学者のJ．W．アトキンソン（John W. Atkinson、1957）は期待－価値説として、次のように公式化しています。

目標達成＝モチベーション×期待×誘因

この公式には、「目標達成」の度合いに影響する変数として、「モチベーション」以外に「期待」と「誘因」が示されていますが、「期待」はその行動に一定の成果が伴うであろうという認知的予測であり、主観的な確率であること。「誘因」は行動する本人が成果に感じる魅力（報酬）であるとしています。

皆さんが実施している目標管理のプロセスは**図1-7**に示す、ロウラーとL.W.ポーター（Lyman W. Porter）の期待説モデルを用いて説明できます。換言すればスタッフ自身が「目標」の達成による「成果」に魅力的な「報酬」があると捉え、しかも「努力」すれば、「目標」を達成できるという主観的な確率が見込めるときに「モチベーション」が醸成されるということです。さらに、そ

図1-7　ロウラー、ポーターによる期待説モデルのモチベーション・サイクル

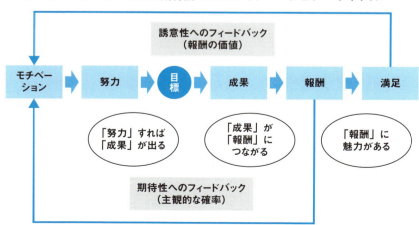

の「報酬」に満足すると、次もがんばろうという継続した「モチベーション」喚起にもつながります。

　ここで、ポイントが2つあります。1つ目は「報酬」は、金銭的な報酬と非金銭的な報酬があるということです。管理職の皆さんがすぐに実行できるのは非金銭的な報酬、つまりは"ほめる""認める"という精神的な報酬になります。

　2つ目は、「目標」設定についてです。目標は、高すぎても、低すぎてもいけません。努力すればできそうだというストレッチ目標（たとえば客観指標で前年度比2割増し程度）であり、上司が押し付けたり、与えたりするのではなく、本人が宣言することが大切です。

③ 職員満足度（ES）調査の活用

〈1〉なぜ、職員満足度（ES）調査が活用できないか？

　職員数が数百人規模になると、院長や経営層に職員一人ひとりの声が届きにくくなります。結果、離職懸念が高まったり、職場風土がギスギスしたりすることが少なくありません。そうした場合、現状の職員の意識を把握し、改善していきたいということで職員満足度（ES）調査を実施する病院がたくさんあります。しかし、効果的に活用できている病院の話は、ほとんど聞いたことがありません。皆さんの病院や知り合いの施設ではいかがでしょうか。

　では、なぜ調査結果がうまく活用できない状況に陥ってしまうのか。ここでは、ES調査の事例を紹介しながら、モチベーション理論の有効活用と見なおし方法について考察したいと思います。一般的にはES調査を、病院全体で取り組むケースと、看護部門独自の取り組みとして活用しているケースに大別されますが、病院全体の取り組みという論点で整理します（**表1-2**）。

表1-2　職員満足度（ES）調査の変遷

	調査の目的	明らかにする点 調査項目	現状の満足度の調査	業績との関連の調査	補足
従来の ES調査	職員満足度	満足度	○	―	いわゆるベーシックなES調査。純粋に満足度のみを追求する。
新しい ES調査	職員満足度と仕事の成果の関係性	満足度 関心度 仕事への思い入れ	○	○	ESと業績・生産性指標との関連性、病院と職員および職員どうしのつながりを可視化する。施策展開の優先度がわかりやすい。

（永瀬隆之：組織とスタッフの活力を高めるモチベーション・マネジメント；職員満足度調査の有効活用，看護展望，38（11）：1014-1019，2013．より引用）

「サービス業は人なり」といった、よいサービスを提供するために職員を大切にするという思想は、今改めて重要視されています。そのような背景からか、最近ではES調査が単に「職員満足度」を問うにとどまらず、職員満足度を高めることで業績や医療サービスの質の向上につなげるという目的があったり、現状の満足度だけでなく職員と病院の間の損得勘定を抜きにした精神的な中長期的な結びつきがあるかどうかを探る目的を踏まえる傾向も出てきています。

また、進んでいる病院ではブータン王国で国策として活用している「国民総幸福量（精神面での豊かさの指標）」にちなんで職員の幸福度調査を展開しているところも出てきています。

〈2〉職員満足度（ES）調査の企画段階で見なおすポイント

まず、職員満足度（ES）調査の企画段階で気をつけなくてはならないのが、"調査設計のありかた"と"職員への周知方法"です。調査設計においては、**表1-2**にも示すように「調査の目的」として何に焦点を当てるかが非常に重要です。それは、それぞれの病院の事情によっても異なってくるわけですが、たとえば離職懸念が高まっているからモチベーション高く働き続けてもらいたいというねらいもあれば、病院の統合や建て替えに伴い患者への志向性や職場環境がどうなっているかを定量的に把握したいという目的もあるでしょう。

当たり前のことですが、目的やねらいは病院によって異なるため、各病院独自に設計が必要です。汎用的なものを流用しても、わかりきったデータしか集まらず、その後の施策展開が難しくなります。つまり、調査は「知りたいこと」の羅列ではなく、病院として共通認識すべき「明らかにしたいこと」を定量化する手段であることを意識して設問設計する必要があるということです。

次に重要なのが、満足度だけでなく回答者にとっての重要度や関心度を把握することです。たとえば休暇が取りやすいとか、給料が高いといったことについて、誰しもが満足することは、まずあり得ないでしょう。一方で、仕事を進めるうえでの衛生要因ですから、一定程度は満足度を維持したいものです。これについては、すでに学習した「③外発性と内発性の特徴」（p.9）で、詳述していますので、確認しておいてください。

調査結果の分析の際に判断基準となるのが、回答者がそのことをどれほど重要視しているか（関心が高いか）です。ほかの満足度要因に比べ重要視しているにもかかわらず、満足度が低ければ病院として早急に改善すべき事柄になってくるでしょう。

また、患者や病院に対する志向性を確認し、その充足感を押さえておくことも必要でしょう。なぜなら、自分本位でなく患者や病院のために仕事にどう向き合っているかといった周囲への貢献意識との関連性も明らかになるので、病院にとって価値ある人材の状況（不満の所在）が可視化できる手段にもなり得るからです。たとえば、**表1-3**のような職務遂行上の環境や諸条件がほとんどの設問だと、患者や病院に対する貢献意識が把握できないため、それが病院にとって価値ある人材の回答なのかどうなのかを判断することができません。

　また、C．オーペン（Christopher Orpen、1978）による「時間差相関による仕事満足と私生活満足の相関」[*3]という調査研究では**図1-8**に示すように、「仕事そのもの」への満足感が時間差をおいて「私生活」の満足感と相関がある一方で、その逆では、はっきりした相関関係がみられないという結果が出ています。つまり、職員満足度の要因として優先度が高いのは「仕事そのもの」に対する満足感であることから、"職員の仕事に向き合う姿勢"と"それを支える職場"について、つぶさに検討していく必要があると考えられます。

　さて、次に"職員への周知方法"ですが、手順としては次の①〜③のようにな

表1-3　職員満足度のみの設問例

勤続への意欲	あなたは、今の職場で今後も働きたいと思いますか？
職場推奨意向	あなたは、自院を職場として知人に勧めますか？
経営姿勢	自院には、職員の意見に積極的に耳を傾けようとする姿勢が感じられますか？
システム	自院の組織や人事は適切であると感じますか？
上司	あなたの上司の方針や指示は、信頼や納得のできるものですか？
雰囲気	職場での人間関係や雰囲気は良好ですか？
労働条件	残業や夜勤などを含めた労働時間は、あなたにとって無理のない範囲内のものですか？
評価	あなたの給与は、仕事内容やキャリアに見合ったものですか？
やりがい	あなたの能力や適性は、この職場や業務で活かされていますか？
総合的	総合的に判断して、今の職場に満足していますか？

図1-8　満足度の中身と仕事への影響

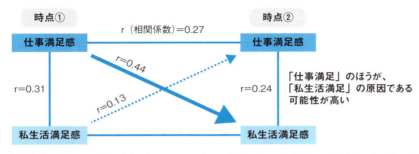

（Orpen,C.：Work and nonwork satisfaction：a causal-correlational analysis. Journal of Applied Psychology, 63：530-532, 1978. より引用）

ります。併せて実際の例も示しますので参考にしてください。

> ①各部署の会議などで全員に向けて趣旨を話し、できるだけ多くの職員が同じように理解する。
> 　例：職員満足度向上委員会を設置し、各職場での周知活動を促進する。
> ②職員が共感できる「目的」を伝える。
> 　例："職員が長く働き続けられることが必要である""調査結果を踏まえ、チーム医療をより強化する"などの調査目的を紹介し、より質の高い医療サービスの実現で"地域の中核病院"としての患者の期待に応えたいことを院長自らが強調する。
> ③解決すべき課題は病院だけが取り組むのではなく、働く職員一人ひとりが当事者であることを確認する。
> 　例："仕事そのもの"に対しては記名式、"勤務諸条件"に対しては無記名式の満足度調査を採用することによって、正直に回答してもらい、改善活動へつなげる意義の理解を図る。

こうした手順を踏むことにより、職員一人ひとりの当事者意識が高まり、自分たちの回答が職場環境の変革につながっているという意識をもってもらうことができます。

④ パッケージ調査の利用

ここまでES調査の企画段階で"調査設計のありかた"と"職員への周知方法"を紹介してきましたが、実際にこのようなことを実施するには、準備期間で3か月以上かかり、調査分析のスキルやノウハウの蓄積をするためには担当者も専任にしないといけないなど、それなりの覚悟をする必要があります。そこで、筆者は調査内容にモチベーション理論を反映し、前述した調査にかかわる懸念を払拭したパッケージ調査「リテンション・サーベイ」（フェアアンドイノベーションとJTBコーポレートセールスの共同開発、日本タイムマネジメント普及協会のノウハウを利用）を開発しました。これは、中小規模の病院から様々な設置形態の大病院にいたるまで広く導入されています。

この「リテンション・サーベイ」の設計コンセプトならびにアウトプット・イメージを章末（p.41）で紹介していますので、参考にしてください。

3. モチベーションと同時に高めたいブランド・ロイヤルティ

　職員満足度（ES）調査の有効活用法とその見なおしについて、パッケージ調査「リテンション・サーベイ」（フェアアンドイノベーション）の設計コンセプトも取り上げ解説しましたが、最終的には図1-9に示すような道筋をたどるべく、病院をもっとよくしていこうと、職員が一丸となって取り組んでいくのが理想ではないでしょうか。

　それでは、患者や地域住民から見て"安定した病院経営"とは、どんなイメージなのでしょう。

　それは、病院自らわかりやすい事業コンセプトを発信し、それが信頼できる実績に裏打ちされていることではないでしょうか。たとえば「成人病の予防と治療なら、○○病院」とか、「△△病院は24時間体制の受け入れで安心できる」といった声が、患者やその家族から聞かれるようになれば、明らかに地域住民の病院に対するブランド・イメージ（言い換えれば、病院の"売り"となるもの）が浸透

図1-9　職員満足度向上から目指す姿

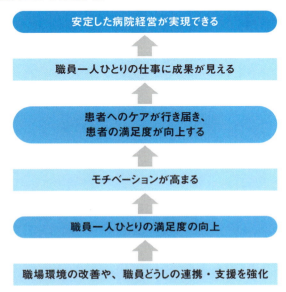

している状況と考えられます。一方で病院側は掲げた事業コンセプトの実現に向け、それに沿った先進医療機器・設備はもとより、専門スタッフや体制を整備・充実するので、効率的にリソース（資源）の投資・配分ができるようになるわけです。

① 病院のブランド・イメージを高めるために

ただ、ここで忘れてはならないのが、院長・理事長といったトップ・マネジメント層の「こんな病院でありたい」という理念や事業コンセプトが、職員一人ひとりの行動に表れているかどうか、ということです。生命に直接かかわることだからでしょうか、病院はレストランやホテル以上に口コミの影響を受けやすいとされています。実際に地域の医療ニーズを調査した投資会社からは、医師や看護師の治療・処置の技術、設備・施設の現状、受付の応対など、病院の評判がその地域に口コミで広がっていることが少なくないと聞きます（**図1-10**）。

設備・施設といったハードの更新は多額の費用を要し、長期的な投資計画に基づき実行するものなので、今すぐに変えるということは無理でも、ソフトである職員一人ひとりがブランド・イメージを体現するということは、指導や教育によって比較的に早く実現できると考えられます。

ブランド・イメージを体現する職員が多くいる有名な施設ではディズニーランドがあげられます。業種こそ違え、アルバイト、社員といった雇用形態にかかわらず、彼ら・彼女らのディズニーランドに対するロイヤルティの高さ、お客様の

図1-10　病院ブランドの循環構造

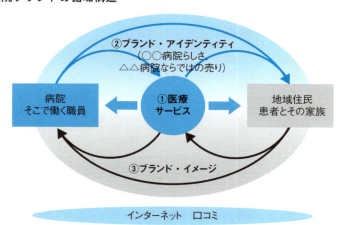

期待を超える対応は、まさにディズニーランドのブランドを昇華させている状態といえるでしょう。

② インターナル・ブランディングとは

院長・理事長といったトップ・マネジメント層の「こんな病院でありたい」という理念や事業コンセプトが、職員一人ひとりの行動として実践されている。そんな姿を職員に習慣づけていくことをインターナル・ブランディング（内なるブランド活動）といいます。

それでは、インターナル・ブランディングの効果・効用を活動プロセスの手順を踏まえながら、以下に解説しましょう。

> ①トップ・マネジメント層は独自性を明らかにし、地域医療におけるポジショニング（他院と自院の違い・位置づけ）を地域への広報活動と併せて、職員へ訴求する。
> ②専門スタッフの採用・教育に力を入れ、コア・コンピタンス（核となる技術・スキル・ノウハウ）を蓄積・向上させる。
> ③職員の意識（独自性への誇りと高い関心）統一と動機づけ（患者満足志向）を浸透・定着させる。
> ④良質なブランド認知を獲得する（患者とその関係者のファン化／専門スタッフ採用面での優位性の確保）。
> ⑤病院の経営基盤（①～④）を持続的に強化する。

インターナル・ブランディングの目的は、職員一人ひとりの行動変容を促すことです。病院が患者に認知して欲しいブランド・イメージについて職員が深く理解し、共感し、具体的行動をとれるようになってこそ、インターナル・ブランディングが成功したといえます。

③ 理念浸透のためのワークショップの開催

〈1〉理念・事業コンセプトの浸透・徹底

インターナル・ブランディングで最も重要な人材育成は、院長、理事長が率先

して地域住民のニーズや患者志向に沿った理念や事業コンセプトを徹底し、浸透し続けることです。しかし、これについて取り組んでいる病院は、とても少ないと感じています。

いずれの病院もすばらしい理念、基本方針、行動指針を掲げ、"地域への貢献""患者中心の医療""安全・安心で信頼される医療スタッフ"などを目指している一方で、こうした考えを具現化すべく、職員全員に徹底し、浸透させる取り組みが、ほとんどないことは残念です。

〈2〉理念・事業コンセプトの独自性

もう1つの大きな問題としては、病院理念（事業コンセプト）に独自性がないことです。病院はその地域の医療機関の立地状況（規模・特性ごとの設置数）と、地域住民や患者のニーズを踏まえて差別化・優位性を打ち出す必要があります。地域に1つしかない病院なら、技術的な特徴がなくても、この先の少子高齢化でも生き残れるかもしれません。しかし、昨今の診療報酬改定が厳しさを増しているなかで、様々な特色をもつ病院が乱立する地域はもちろんのこと、そうでなくても他院とのはっきりした違いを意識した事業コンセプトがないと、その存在価値は薄くなります。皆さんの病院の理念（事業コンセプト）が全国どこの病院でも通用する内容でしたら、見なおす必要があるということです。

「こんな病院として地域に貢献する」といった明確な理念や、「このようにしてこの地域でポジションを築きたい」といった緻密な戦略を事業コンセプトとして明示し、職員に浸透しなければ「知らないうちに待合室が閑散としていた」といった状況に陥ってしまいます。

また、病院の半数以上の職員数を束ねる看護部門においても、独自性のある病院理念や事業コンセプトを受けて、具体的な看護部理念や行動指針を打ち出すことが求められます。そうしたことを通して、欲しい人材、育てていきたい看護師像を一人ひとりのキャリア・パスに重ねていくことが、成長欲求を刺激するうえで重要な道しるべになってくるでしょう。

〈3〉継続的な理念・事業コンセプトの浸透

図1-11は、職員へのインタビュー調査やキャリア面接対話などから、職員の病院に対する帰属意識と働きかたをまとめています。病院としてどんな人材に長く働いてもらいたいかは、一目瞭然ですが、新人も含め採用した人すべてが最初からAゾーンに属する人たちではないのは当然なのです。

図 1-11　職員の帰属意識と働きかた

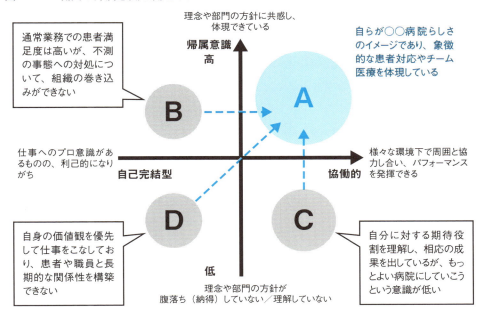

しかし、一過性の教育研修でこういった人材を育てるというのも、かなり無理があります。ある病院では、理念や事業コンセプト共有を30歳代後半〜40歳代向けに「次世代リーダー研修」として毎年実施しています。そのなかのワークショップで「5年後、10年後の〇〇病院らしさ」を描き、コアバリュー（理念や事業コンセプトに即した共通の価値観）と具体的なアクションプランを策定します。また、その後は各職員のエピソードを盛り込みながら、理念とコアバリューの解説書を作成して、定期的に全職員へ配っているのです。また、朝礼や様々な会議が始まる前に、理念とコアバリューを唱和することも日々徹底しています。こうした、地道な一連の活動を通じて自院の独自性や組織風土のよさを見なおし、「職員の一体感を高めて、病院ブランドを向上していく」という考えは大変参考になるのではないでしょうか。

④ 病院ブランドの要は、事務・管理部門の戦略的な機能化

「分業に基づく協業」といった組織運営の基本が、どの病院でも実現されているとは限りません。チーム医療の必要性が長年唱えられつつも、医師の排他的権限やわがままを放置している病院は、いまだに残っています。特に直接的な医療

行為のない事務スタッフの低いモチベーションや責任回避的な行動姿勢がみられる場合、こうした医師の振るまいを是とする組織風土に起因していることが、少なからずあります。

しかし、初診の患者にとって病院の第一印象は受付の応対で決まりますし、病院や医師に対するクレームは、事務スタッフに伝えることがほとんどです。つまり、病院のブランド・イメージをよくするのも、改善していくのも、事務管理部門の協力なくしては成し得ないことなのです。

図1-12は「病院のブランド・イメージ向上のしくみ」を図式化したものです。「1．ポジショニングの設定」と「2．職員満足度（ES）の向上」はこれまで解説してきたことをまとめていますが、これらを機能させ、さらに発展させるためには「3．ブランド・マネジメント」のしくみが不可欠です。また、この担い手としてふさわしいのは"病院の広報活動""患者満足度（CS）の把握"の主管部門である事務・管理部門なのです。

事務・管理部門には本来、CSと両輪であるESの把握についても主管部門であることが望ましく、インターナル・ブランディング推進のための環境整備において、院内コミュニケーションの活性化策を発案・実行していくことが求められます。ところが、実際にはES調査は職員数の最も多い看護部門任せになったり、院内コミュニケーション施策は職員アンケートによりアイデアを募集し意思決定するなど、戦略的な経営参画には程遠い組織運営が多いように見受けられます。

図1-12　病院のブランド・イメージ向上のしくみ

私たちが大切にしたいことは…
1．ポジショニングの設定
地域医療における他院との違い・位置づけの再定義
・競争優位性と成長機会の明示
・地域医療連携を深める

さらに患者、有能なスタッフを導くしくみとは…
3．ブランド・マネジメント
持続的な改善要求→マグネット・ホスピタルへ
・病院ブランドの広報活動
　（育む〜統制する〜支えるためのマネジメント）
・ブランド・イメージの先導
　（CSとの整合）

視点

約束を守り続けるためには…
2．職員満足度（ES）の向上
高いレベルで維持された病院へのロイヤリティ
・ブランドの体現者たる行動変革のための教育
・インターナル・ブランディング推進のための
　環境整備（院内コミュニケーション）

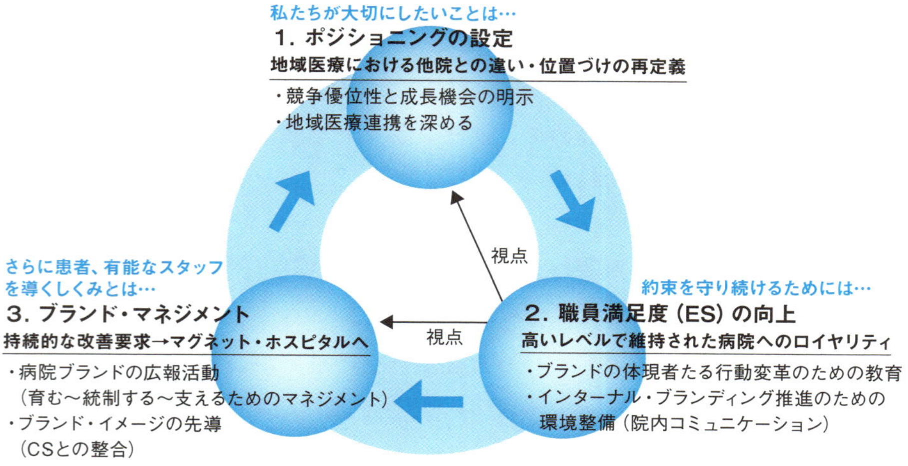

⑤ 職員満足度（ES）調査などのデータを有効活用する体制

　モチベーションが低く、責任感も薄い事務スタッフが患者対応をしていれば、病院の患者満足度（CS）が高まらないのは自明の理です。もっと事務・管理部門に権限と責任を与え、自主的に病院組織の改善に取り組んでもらうためには、どうしたらよいでしょうか。

　皆さんもご存じのように、事務・管理部門は病院経営に資するデータの宝庫です。財務諸表と同様に、患者満足度（CS）調査結果、職員満足度（ES）調査結果を病院の実態把握として分析し、提言から施策展開、効果測定まで一貫して、事務・管理部門にリーダーシップを発揮してもらうのが最善でしょう。

　一方で、調査結果はわかったが、私たちは何をすればいいのかという疑問を抱かれた管理職は多くいます。大概の場合、調査結果は部署ごとに分解され、よし悪しをスコアで評価されるのですが、どこから何に手をつけるかは当該部署の管理職にお任せのケースがほとんどです。また、調査後の分析・展開方法は調査自体を形骸化させないように、すべての管理職に協力を仰ぐ必要がありますが、「組織を変革しよう」「ルールを変えよう」とすると、様々な抵抗に遭遇することもあります。

　この場合、中立的な立場で物事を進められる事務・管理部門は、トップ・マネジメント層のコンタクトや部署間の調整をスムーズにできる改善推進役として適任であることは間違いないでしょう。

　たとえば様々な抵抗勢力に向け、事務・管理部門として**図1-13**の対応策を講じることができます。

　このことに留意し、"具体的な施策展開"は次にあげる手順①〜③のように進めることが短期間で成果を出していくうえで肝要です。

---

①個人レベル、マネジメント・レベル、組織レベルに課題分けをし、改善の責任主体を明らかにする。
　例：回答者各自に、業務遂行上の問題と解決策をフィードバックする。マネジメント上の課題は管理職会議で意見交換し、各管理職が自部署のアクションプランを作成する。組織レベルの人材育成策は所属部門として教育体系の見なおしに着手する。
②兼務や持ち回りといった役割（ミッション）の押しつけではなく、調査設

図1-13　ありがちな抵抗と事務・管理部門としての対応策

ありがちな抵抗

歴史のある病院は、元来保守的な性格をもち、職員満足度（ES）調査はもちろん、調査後の施策には"抵抗"が大きくなりやすい。

職員の抵抗の原因は、突きつめていくと「できない」「やりたくない」の2つに集約されます。
生じた抵抗がどちらかによって、対応は異なります。

対策

院長、理事長からのトップダウンが最も確実で効果的なので、必ず調査報告後の改善推進と目指すべき姿を全職員に向けて強く訴求してもらう。

「できない」と思われている場合
あらかじめ必要となるリソース（時間、人）を明確にし、導入のフローを明確にすることで「やればできる」ことを実感してもらいます。また、「できない」まま放置することが改善すべき状況を悪化させることもデータで示すと効果的です。

「やりたくない」と思われている場合
「やった結果」に対して及び腰になっているケースが多いものです。この場合、他病院における成功事例を伝えたり、インフォーマル・リーダー（非管理職で影響力のある職員）を調査委員会メンバーやアドバイザーという役割で、うまく巻き込みながら抵抗できない雰囲気をつくっていくことが大切になってきます。

計・分析の専門家を育成する。
例：職員満足度向上委員会で専任の担当者を任命し、調査結果を学会で発表してもらう。
③改善策の実施には、その効果測定方法と定量的な目標を定める。
例：3か年での離職率の低減目標と併せて、単年度の管理職の目標シートに、関連する定量的な指標を明記する。

　こうした責任体制と推進方法が、病院の取り組みに対する本気度を示し、職員の協力意識を高め、改善サイクルの好循環に入るわけです。皆さんのところでは毎回、職員満足度（ES）調査の回収率が低かったり、調査結果がうまく活用できていないということはありませんか。そうした症状が出ているのなら、事務・管理部門を中心に上記①〜③の施策を実施することが何よりも大事であることは理解できたのではないでしょうか。いかなる調査においても、回答者は調査結果以上に調査結果を踏まえた施策に期待しているものです。

4. 【実践事例】病院ブランドを体現する人材育成の取り組み

　この章のまとめとして、名古屋掖済会病院（表1-4）ではどのように「活き活きした組織づくり」に向け、モチベーション・マネジメントと看護の質向上を実践しているのか考察してみましょう。

　医療機関を取り巻く環境は診療報酬改定、消費税引き上げと厳しさを増しているなか、同院は2013（平成25）年4月1日付で、特例民法法人から一般社団法人へ移行し、より一層の"健全経営"を実践しているところです。そうしたなかでも、看護師を確保しつつ、能力を高める時間的なゆとりも大切にしていることが、同院が誇りとする明るく元気でいつも前向きな看護師である"エキサイナース"につながっています。

① 看護師の成長欲求を刺激する価値観の共有

　実際に同院の看護師における入職理由には「東海地区で最初の救命救急センター開設病院として指定された経緯から、看護師が誇りをもって働いている」「教育体制が整っている」「明るくていねいに接してくれた」といった内容が多くあげられています。これは日頃から看護師一人ひとりが"エキサイナース"としてのブランド・イメージである表1-5の「日常の行動目標」を体現していることに、

表1-4　名古屋掖済会病院の概要

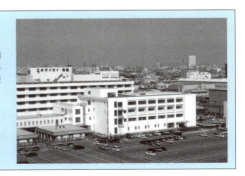

設置体　一般社団法人
病院種別　一般病院
日本医療機能評価機構認定　あり（Ver.6.0）
機能・特質　特定疾患治療研究事業委託医療機関（愛知県、名古屋市ほか）、災害拠点病院（愛知県）、愛知県がん診療拠点病院、臨床研修指定病院、地域医療支援病院
病床数　662床
職員数　1,287人（2016年6月1日）
看護職員数　看護師641人、准看護師10人、看護補助者97人（2016年6月1日）
看護体系　7：1

表 1-5　名古屋掖済会病院の看護部における日常の行動目標

患者様に	1. やさしく接します。 2. わかりやすく説明します。 3. 理解と同意を得て医療を行います。
私たちは	1. 互いに尊敬し協力して医療を行います。 2. 安全な医療を行います。 3. 常に知識と技術の向上につとめます。

ほかなりません。ブランド・イメージを体現できる看護師を育成していく組織的な取り組みをインターナル・ブランディングといいますが、同院は「組織への帰属意識が高い協働型人財」の集合体であり、互いに成長欲求を高め合っている状態といえます。

同院の基本姿勢（理念）に「"えきさい"とは人を導き助ける医療の道」という考えかたがあり、これを管理職中心に共通の価値観として根づかせています。これは看護師一人ひとりが「病気」を看るのではなく、「その人」を看る看護という看護部門の基本姿勢にもつながっているものです。具体的に伊藤安恵副院長・看護部長は次のように解説しています。

「病気を看るとは『投薬や治療をして数値や状態が正常になる』までです。しかし退院することが患者様の人生におけるゴールではありません。患者様が退院後にどのような形で社会や職場、家庭に復帰するのか、完治しない病気やけがなのであれば、今後の人生において、それらとどのように向き合って生きていくかを考える必要があります」

こうしたインターナル・ブランディングは、**図1-14**にみるように一朝一夕に実現できるものではありません。長い時間をかけ、各自の経験に伴う意識ギャップを乗り越え、達成し得るものなのです。同院では、院長・副院長といったトップ・マネジメント層の「こんな病院でありたい」という理念や事業コンセプトが、まさに職員一人ひとりの行動として実践されている状態といえます。すでに紹介している手順（p.23を参照）に沿って、同院に置き換えて考えてみると、以下のようになります。

①トップ・マネジメント層は「東海地区で最初の救命救急センター開設病院」という独自性を「救急と緩和という相反する医療の両方をもった総合病院」にまで発展させ、地域医療におけるポジショニング（他院と自院の違い・位置づけ）を**地域への広報活動と併せて、職員にも訴求**しています。

②専門スタッフの採用・教育に力を入れ、コア・コンピタンス（核となる技

図 1-14　インターナル・ブランディング成功への流れ

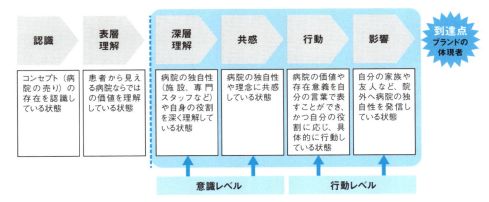

術・スキル・ノウハウ）を蓄積・向上させる「**キャリア開発プログラム**」があります。→②③で詳述。

③職員の意識（独自性への誇りと高い関心）統一と動機づけ（患者に対する基本姿勢）を「**看護部の行動目標**」（**表1-5**）として定義し、浸透・定着へつなげています。

④良質なブランド認知を獲得する状況（患者とその関係者のファン化／専門スタッフ採用面での優位性の確保）が患者の声だけでなく、新人看護師の入職動機としても確認できるようになります。

⑤病院の経営基盤（上記①～④）を**継続的にモチベーション調査で評価**し、改善活動を続けています。→④で詳述。

インターナル・ブランディングの目的である「患者さんに認知して欲しいブランド・イメージについて職員が深く理解し、共感し、具体的行動をとれるようになる」に向かう**太字**で示した4つのしくみが構築されることで、インターナル・ブランディングが根づいているわけです。

② 内発的なモチベーションを高める研修レポートの充実

同様のこうした姿は、ここ数年の取り組みによるところが大きく、様々な内部環境の改善活動における成果といっても過言ではありません。実は2009（平成21）年時点では看護師の離職率が15％を超えるなど、病床規模も半数程度へ縮小されるのではないかという懸念が高まり、看護師確保が重要な経営課題になっ

ていました。そうした状況から、全職種参加の組織横断プロジェクトとして看護師確保対策チームを立ち上げ、看護部門ではフィッシュ哲学(注2)導入やモチベーション調査（ジェイティービーモチベーションズが開発）で、組織の課題を定量的に可視化することで、自部門だけでなく他部門にもわかるように施策の理解を深めていったのです。

特に院内でモチベーション理論に対する共通理解がなかったがゆえに、院内で行われた内部環境の調査項目が休日の取りやすさや職場の立地といった衛生要因（職務遂行のための諸条件）に偏っているなどから、効果的な施策を得られず模索していました。その状況でモチベーション調査結果から内発的なモチベーション（職務内容へのコミットメント）を高めることが、とても重要であることに改めて気づかされたことは大きかったようです。また、具体的な課題への対応策と効果検証を3年間続けたことは、調査報告会の参加者である看護師長が主体的にマネジメント力を高める機会にもなりました。

〈1〉キャリア開発プログラム

全体的なしくみとしての重点施策を「教育」とし、各病棟に教育担当者と実地指導者を配置、部署間の教育にバラツキが生じないように定期的な話し合い（連絡会）がもたれています。

ベースとなる教育体系は**図1-15**にあるように、1～3段階は看護師として"自立"するための新人教育であり、必須研修となっています。4～6段階は専門職としての"自律"に向けた教育を受けることができます。同院のキャリア開発プログラムは「ライフスタイルを考慮した教育制度」を特徴にしているので、4段階以降の教育については、それぞれの看護師が挑戦する時期を選ぶことができ、たとえば4段階目を終えた段階で結婚・出産し、育児休暇を終えてから5段階目に挑戦するといったことも可能です。

〈2〉研修時のレポート作成

独自の取り組みとして注力しているのが、1～3段階の研修では内発的なモチベーションを喚起するために、「動機づけシート」（**図1-16**）、「リフレクションシート」（**図1-17**）の2種類のレポートを必ず用いていることです。

「動機づけシート」は研修前に自己の目標を確認し合うことで研修に対するコ

(注2) フィッシュ哲学：「自ら仕事を楽しむ」「人を喜ばせる」「注意を向ける」「態度を選ぶ」の4つの基本を意識して仕事を行う。アメリカの魚市場で生まれた職場活性化の哲学。

図 1-15 名古屋掖済会病院のキャリア開発プログラム

段階	1段階	2段階	3段階	4段階	5段階	6段階 キャリアナース
対象	1年目	2年目	3年目		4年目以上〜	
発達レベル	新人		一人前		中堅	達人
求める看護師像	看護師として自立する					専門職として自律する
到達目標	**必須研修** 1段階：指導を受けながら看護実践ができる 職場への適応、社会性を身につける 2段階：標準的な看護実践ができる 共に働く仲間を理解できる 3段階：看護実践を振り返りまとめることができる 看護観を語ることができる			**達成段階別研修** プリセプターの役割が実践できる チームのなかで看護実践ができる 臨地実習の役割が実践できる 現場全体の問題を捉えた看護実践ができる 探究心を養うことができる キャリアアンカーについて方向性を見つけることができる 擁護的な立場で患者の自己決定が支援できる			**キャリアアンカー別研修** 看護管理者として組織役割が担える 現場の人材育成ができる ジェネラリストとしてスキルアップできる スペシャリストを目指すことができる 専門認定看護師取得を目指す
実践看護	OJT（職場内研修）					
人間関係	OFF JT（職場外教育）					
教育	OFF JT					
管理	OFF JT					

人間を知る・人間理解

図 1-16　若年層向けの研修（3 段階まで）で活用している事前・事後のレポート：動機づけシート

______段階　研修名______________________

動機づけシート

部署名______　氏名______________

各段階における到達目標

段階	1段階	2段階	3段階
到達目標	・指導を受けながら看護実践を行うことができる	・標準的な看護実践ができる	・自らの看護実践を振り返りまとめることができる
	・職場への適応ができる	・共に働く仲間を理解できる	・自らの看護観を語ることできる
	・社会性を身につけることができる		

☆1年後の自分のゴール（研修目標）を書きましょう！（どんな看護師になりたいですか？）

☆今回の研修であなたが学びたいことは何ですか？（研修受講動機）

看護部　必須研修委員会
達成別研修委員会

図 1-17　若年層向けの研修（3 段階まで）で活用している事前・事後のレポート：リフレクションシート

______段階　研修名______________________

部署名______　氏名______________

リフレクションシート

☆今回の研修で学んだ内容を詳しく記載してください。

1．研修で学んで思ったことは何か？（自分自身の価値観や信念、考えかたの傾向、もののの感じかたの傾向はどうか？）

2．なぜ、そう思ったのか？

3．研修で学んだ内容について、あなたはどこまで理解していて、どこからはわからなかった、またはもう少し学習を深める必要がありますか？

4．研修での学びに関連している看護実践場面（ケア内容）は何か確認する。

5．①もう少し学習を深める内容は何か課題を明確にする、②関連してほかに学ぶ必要がある知識は何か？　③今後、実践することは何か？

看護部　必須研修委員会
達成別研修委員会

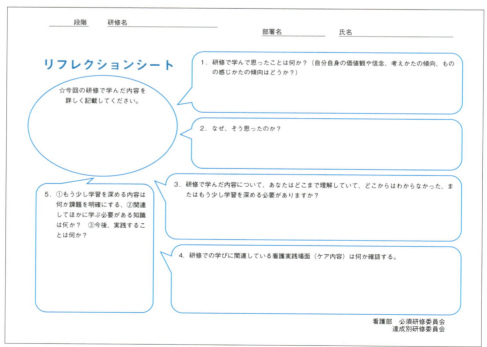

ミットメント（必達への意欲）を高めています。それとは別に、研修の冒頭でリフレクション（研修内容と看護実践を深く内省し、意味づけや今後の行動方針を明らかにすること）について説明し、研修後に受講生は「リフレクションシート」を提出することになっています。

　リフレクションシートの活用成果は、同じ看護師でも3回目以降になると、自己肯定感の低かった人が自信をもつように変化するといわれています。加えて、看護師長会でも実地指導者の連絡会で共有された看護技術研修のリフレクションシートの懸念事項を確認します。そのため、若年層に対する技術指導のメリハリや実地指導者間の後輩育成上の悩みが早期に解消されるなど、組織的にも活用されています。

〈3〉"自立"から"自律"を促す

　若年層教育の最終である3段階終了時には、ナラティブ（看護を語る）の発表会として、主任がファシリテーターとなり「どんな看護師になりたいか」について傾聴と承認する場が設定されています。

　一人ひとりの看護師のキャリア観を醸成するためには、病院の理念と看護部の基本姿勢を踏まえたチャレンジ・シート（目標設定フォーマット）が用いられます。

　看護師長、主任ともに自ら管理職としてのスキルをもっと高めたいと考えているため、モチベーション・マネジメント研修で学んだ「キャリア面接対話の進めかた」（図1-18）や動機づけ手法を活用し、スタッフにキャリアのステップ・アップを意識させるように対話するなど、"自立"から"自律"を促す働きかけも大切にしています。

③ キャリア・アンカー別研修のねらい

　同院では、看護師育成のゴール・イメージとして図1-15に示すように、キャリア・アンカー(注3)別の研修を整えています。達成段階別研修6段階で自分の長い看護人生の進むべき方向性を見つけることができた看護師は、それぞれの目標に向かって研鑽します。ある特定分野の専門性をより深めたいと考えれば、認

(注3)キャリア・アンカー：一般的には心理学者のE. H. シャイン（Edgar H. Schein、1978）によるキャリアを選択する際の基本的な指針、価値観のことをいう。シャインはキャリア・アンカーを専門・職能別、全般管理、自律・独立などの8つに分類した。

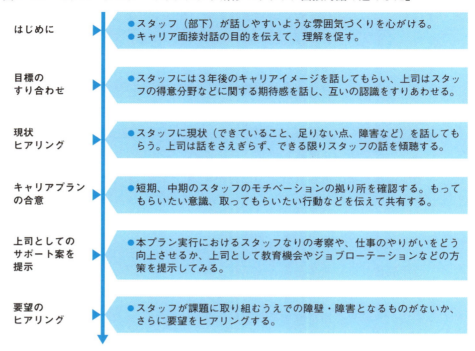

図 1-18　モチベーション・マネジメント研修「キャリア面接対話の進めかた」

　定看護師（CN）や専門看護師（CNS）としてスペシャリストの道を選択します。また、マネジメントに魅了を感じた看護師は認定看護管理者（CNA）を目指して学びます。そして多くの看護師はジェネラリストとして、看護ケアを匠の技として磨いていきます。

　そのなかで認定看護師は人材資源として、ジェネラリストの看護師の相談に応じることができるよう、院内コンサルテーションのしくみづくりがなされています。ジェネラリスト・ナース一人ひとりのやりがい感やケアの質の向上に貢献できるようにしています。ただし、こうした取り組みはジェネラリスト・ナースと認定看護師などのスペシャリストを人財育成として分けて考えているわけではありません。具体的には、認定看護師の資格を有したまま、認定看護管理者教育を受講している看護師長が存在するだけでなく、病棟看護師が認定看護師になった場合は、病棟の仕事と認定看護師としての組織横断的な活動の配分を看護部長が承認し、病棟師長に理解を促すということをしています。つまり、キャリア・アンカー別研修のねらいを一言で表すなら「立ち止まることなく、いくらでもキャリア開発の挑戦ができる」システムなのです。

　表1-6に示されているのは、中間管理職の認定看護管理者研修における受講状

表1-6　中間管理職者の経験年数と認定看護管理者研修の受講状況
　　　　（2015年（平成27）年4月時点）

・中間管理職者の経験年数（中間看護管理職68人（看護師長以上26人、主任42人）、職位経験年数別昇格者：7年間86.6％、3年間31.3％）

年目	1	2	3	4	5	6	7	8	9	13	14	20	25	26	計
副部長		1			1										2
看護師長	3	2	1	1	4	5	4	1			1	1			23
主任	3	6	5	4	10	6	2		1	1		2	1	1	42
計	6	9	6	5	15	11	6	1	1	1	1	3	1	1	67

・2009（平成21）年度から2014（平成26）年度までの6年間の認定看護管理者研修受講者

認定看護管理者教育課程を受講した人数		名古屋大学医学部附属病院看護管理者研修を受講した人数	
ファーストレベル（30日間）	15人	プライマリーコース	12人
セカンドレベル（33日間）	10人	セカンダリーコース	7人
サードレベル（34日間）	3人	計	19人
計	28人		

況です。一般的に、大病院では看護師長が到達点のポジションになってしまい、看護師長の後のキャリアが描けないことが少なくありません。同院では切磋琢磨された多様な中間管理職を育成することで、組織の変化対応力を高めるだけでなく、看護師がキャリア・イメージと描く看護師長・主任像の選択肢も豊富にしているのです。これは、ダイバーシティ・マネジメント（多様な価値観を組織の活力に転換する戦略）のモデル・ケースといえるでしょう。

　同院ではこうした終わりのないキャリア開発プログラムと様々なキャリア・イメージの創出を提示しながら、ライフ・イベントで小休止しても、挑戦できることを看護職全員へ理解の浸透をさせています。こうした地道な取り組みが"エキサイナース"のもう1つのコンセプトである「豊かな人間性に裏打ちされた知識や技術の提供者」を体現できる看護師の育成に結びついているといえるでしょう。

④ 組織人事戦略を核とした健全経営で良質な医療サービス

　伊藤副院長・看護部長は、大きな組織を動かすためには「しくみづくり」が大切であるといいます。また、「しくみづくり」の基本は、①組織体制（プロジェクト・チームの創設）と、②チーム活動の定例化であり、特に組織体制には他職種を巻き込んだ統括グループ（幹部会）と下部組織（テーマ別の分科会）の二重構造にすることがポイントであるといいます。

　これは、モチベーション理論でいえば、「チームへのインセンティブ付与」と

言い換えることができます。つまり、組織単位で目標を達成しようとするとき、あまりに大きな部署や病院全体の取り組みであると、「私ががんばったって、結果はほとんど変わらない」と、一人ひとりに無力感が生じてしまいます。ところが、5～7人、多くても12～15人の組織単位で活動後の意思決定プロセスが明確になっていると、コンティンジェンシー理論(注4)で示される「私がいなければという感覚」が高くなり、「私には結果をコントロールできる力があり、結果を左右できる」という意識が醸成されるので、参画者各自の組織的な取り組みへのインセンティブ（動機づけ）も高くなるのです（**図1-19**）。

また、他職種や活動に参画していない看護師を継続的に巻き込むためには、客観的な調査で現状と取り組み後を定量的に可視化し、進捗状況は院内職員の誰もが、院内のPCネットワークで随時閲覧できることが欠かせないとしています。

こうした取り組みと同時に、明らかに変化してきたことがあります。それは**図1-20**にみられるように、4月入職の新人採用が急速に増えていることに伴い、中途採用者が激減していることです。

2013（平成25）年度から、病院に隣接するえきさい看護専門学校の第1回生が入職したことで新人採用が急増しているのは当たり前の結果としても、病床数と稼働率に変化のないなかで即戦力となる既卒者、中途採用者の急減は、組織の生産性が高まっている証左ともいえるでしょう。

また、注目すべきは人材紹介会社の利用数が2013（平成25）年度からゼロとなり、それまで定常的にかかっていた紹介会社への年間の支払い（1,500万円以

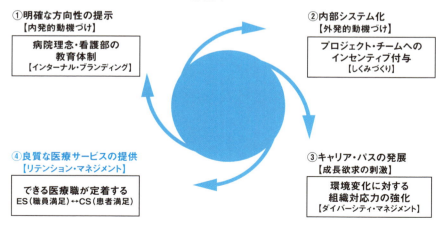

図1-19 モチベーション・サイクルの好循環

(注4) コンティンジェンシー理論：外部の環境と組織の環境との適合性を問う理論。

上）がなくなったことは、まさに健全経営と結びついている成果といえます。

　前年度のモチベーション調査で、人材紹介会社経由により入職した層のモチベーションの状態が低かった点も、理論的にはモチベーションの特性が成果に直結し、伝播するという点で見過ごせません（図1-21）。

図 1-20　年間の採用看護師における内訳

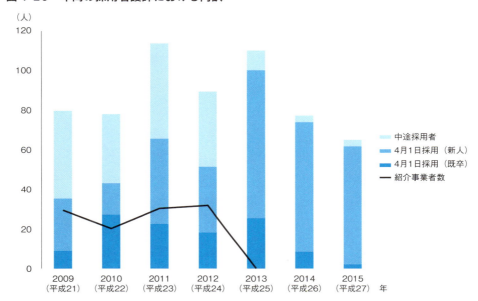

図 1-21　2012（平成24）年度のモチベーション調査（入職経緯別）

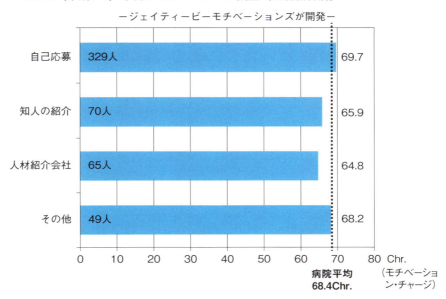

4　【実践事例】病院ブランドを体現する人材育成の取り組み

2013（平成25）年度からは、看護師の必要数確保から質の向上を目標におき、日本看護協会のワーク・ライフ・バランス推進事業に取り組み、さらに2014（平成26）年度からは、日本看護協会のDiNQL（労働と看護の質評価事業）参加へと大きく舵を切っています。

　2016（平成28）年にオープンする新病棟や、将来に向けての地域ニーズに合わせた病院構想を視野に入れた人財力と環境づくりを目指しており、名実ともにマグネット・ホスピタルとなっていくことは間違いないでしょう。

（「4.【実践事例】病院ブランドを体現する人材育成の取り組み」の初出　永瀬隆之：病院ブランドを体現する人材の育成；名古屋掖済会病院における雇用の質向上の取り組み，機関誌JAHMC, 27（4）：14-18，2016）

引用・参考文献
* 1　Pinder,C.C.：Work motivation：theory，issues，and applications. Scott Foresman，1984．
* 2　陽川一守：組織とスタッフの活力を高めるモチベーション・マネジメント；自分のモチベーションを振り返る：理論編，看護展望, 38（3）：306-309, 2013．
* 3　Orpen,C.：Work and nonwork satisfaction：a causal-correlational analysis. Journal of Applied Psychology, 63：530-532, 1978．
* 4　モチベーション・マネジメント協会編：公認モチベーション・マネジャー資格BASIC TEXT，新曜社, 2012．
* 5　金井壽宏：働くみんなのモティベーション論, NTT出版, 2006．
* 6　永瀬隆之：組織とスタッフの活力を高めるモチベーション・マネジメント；職員満足度調査の有効活用, 看護展望, 38（11）：1014-1019, 2013．
* 7　永瀬隆之：組織とスタッフの活力を高めるモチベーション・マネジメント；病院のブランド・イメージは職員の意識から, 看護展望, 38（12）：1104-1109, 2013．

資料　パッケージ調査「リテンション・サーベイ」の設計コンセプト、アウトプット・イメージ

　ここでは、筆者が開発したパッケージ調査「リテンション・サーベイ」（フェアアンドイノベーションとJTBコーポレートセールスの共同開発、日本タイムマネジメント普及協会のノウハウ利用）の設計コンセプト、アウトプット・イメージについて述べます。

　「リテンション・サーベイ」のリテンション（retention）とは維持・引き留めを意味します。以前は企業が顧客に対して使うことが多かった用語ですが、ここ数年は人的資源管理の側面から、できる人財（職員）をいかに引き留め、定着させるかを意味し、組織としてリテンションのしくみ（マネジメント・システム）を構築することを"リテンション・マネジメント"といいます。

① 「リテンション・サーベイ」の設計コンセプト

　できる人材の定着をより確実なものにするリテンション・マネジメントを実現するためには、一人ひとりの"自律"を重視し、働く環境や働きかた、仕事に向き合う姿勢を明らかにする必要があります。

　「リテンション・サーベイ」では、職場において成果を上げるための活力づくりにつながる6つのキーファクター、①段取り力、②モチベーション、③成長意欲、④患者満足志向、⑤ワーク・ライフ・バランス、⑥コミュニケーション力を、**図1**のように捉えています。

　また、分析ロジックとして、モチベーション理論やタイムマネジメントの考えかたを取り入れ「離職懸念」「ぶら下がり懸念」といった組織運営の問題をあぶり出し、具体的なソリューション施策を12のカテゴリー（**図2**）で提示することで、マネジメント・サイクル[注1]の好循環を見出せるようにしています。

(注1)マネジメント・サイクル：戦略的な管理のための継続的な段階。一般的にはPDCAのことを指すことが多い。PDCAはplan（計画）→do（実行）→check（評価）→action（改善）の4つの段階を示し、これを繰り返すことで業務の継続的な改善へと導く。

図1　職員満足度調査で抑えたい基本項目

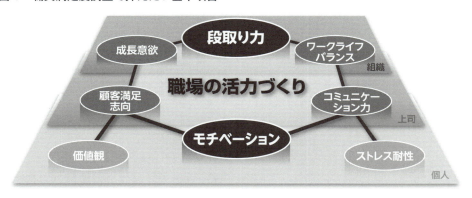

図2　職員満足度調査で抑えたい基本項目

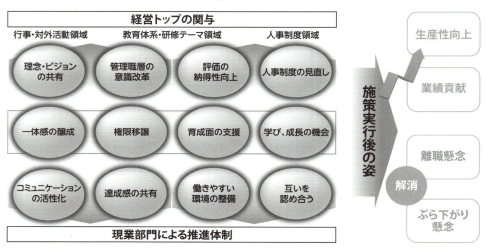

「ぶら下がり懸念」とは、外発性モチベーション依存型で他責志向の強い非協力的な職員を指します。

② 12カテゴリーの特徴

図2に示されている12のカテゴリーから、これらがそのまま組織活性化のメインテーマであることが確認できます。モチベーション理論をもとに意識調査／アセスメントツール、人事諸制度の設計／研修プログラムの開発を通し、各種成功事例をデータベース化することによって、効果性の高い施策を推奨しているのです。

③ 「リテンション・サーベイ」のアウトプット・イメージ

〈1〉総合分析サマリーの特徴

多くの病院では、調査結果を改善するにあたって、どういった項目を、どの程度改善すればよいのか、という疑問にぶつかります。

いわゆる職員満足度（ES）調査で難しいのは、人の満足感は一定程度満たされると、さらに上を求める傾向があるということです。そういった意味で、ほとんど同じ職員を対象に、継続的に同じ内容で調査をした場合でも、100点満点で100点を目指すことは現実的ではないわけです。

図3に示すように、「リテンション・サーベイ」ではベンチマーク（同規模・同設置形態のすぐれた病院のスコア）を自院のスコアと比較できるようにし、具体的な強み・弱みを明確にし、経営判断をサポートします。

また、組織活性化と継続的な発展には、強固な人材基盤が必要であり、業界平

図3　アウトプット・イメージ①：総合分析サマリー

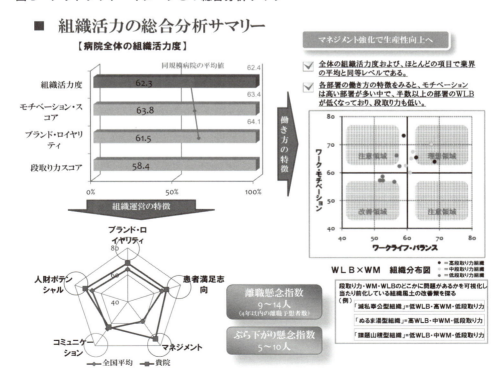

均を上回る「離職懸念」と「ぶら下がり懸念」は医業経営の屋台骨である医療サービスの質を揺るがしかねない事態です。これも定量化することによって、院長・理事長といったトップ・マネジメント層で危機感を共有する重要な指標となります。

〈2〉部署別分析の特徴

部署別分析は調査結果に一喜一憂するのではなく、組織風土やマネジメントの強み・弱みを明らかにし、取り組むべきテーマを誰しもがわかる内容で理解することが何よりも大切です。以下では、比較的よい調査結果となった一部署を題材にアウトプット・イメージの具体性を解説します（**図4**）。

部署にとって、最も大切なのはできる人財に長く働いてもらうことです。そのためには、帰属意識が高く、協働型の志向性が高い風土づくりを通して、できる人財の能力を存分に発揮できるようにする必要があります。"ブランド・ロイヤルティ"というパートの分析ではそうした人材の分布がどのような状況か、一目でわかるように示されています（**図5**）。

次に"患者満足志向"というパートでは、ES調査で問題になる「職員の満足」は本当の「患者の満足」につながるのかという視点で分析しています。

これはES調査の結果と患者満足度（CS）調査の結果に相関性が確認できればよいのですが、あいにくと2種類の調査は対象者層も違えば、設問内容も異なります。しかし、「リテンション・サーベイ」では職員のモチベーションをモチベータで分析することにより、職員の仕事に対する取り組み姿勢が、患者の満足度向上に寄与するかどうかを明らかにしています。

図4　部署別分析の特徴

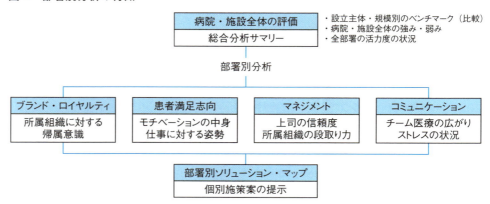

図5　アウトプット・イメージ②："ブランド・ロイヤルティ"パートの抜粋

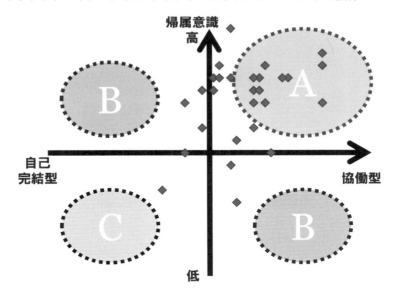

　すでに皆さんは学んでいますが、患者の満足度向上には、「医療サービスの質」を高めたいとする、自律した内面から湧き上がるモチベーションが必要なわけですから、組織の患者満足への実感が内発的なモチベータに裏づけられていることを可視化する必要があります。

　図6では70点を超える高い患者満足度の自己評価に対して、相関性の高いモチベータのほとんどが内発性であることがわかります。つまり、この部署の職員は仕事へのプロ意識が高く、その結果として患者満足も高まっているという実感が伴っているのです。

　部署別分析の特徴の3つ目として"マネジメント"パートを紹介します。これは管理職の皆さんにとって、とても耳の痛い話です。「リテンション・サーベイ」では、管理職に対する信頼度とそれを裏づける部下へのかかわりかたを明示しています。これにより、組織運営上の問題点を明らかにするだけでなく、どんなコミュニケーションが求められているかも具体的に示しているのです。一方で、部署内の段取り力も調査しているので、部署のチームワークはどうなのか、ワーク・ライフ・バランスを実現できるような生産性の高い働きかたが浸透しているのかも明らかになります。

　図7は投下時間には改善の余地があるものの、チームの段取り力は病院全体を10点程度上回る高いスコアとなっています。実際に他部署と比べても、ワーク・

図6　アウトプット・イメージ③："患者満足志向"パートの抜粋

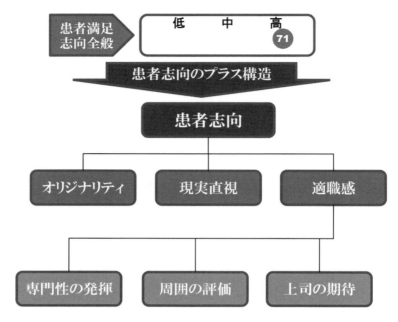

　ライフ・バランスに対する満足度は高く、仕事のさばきかたがうまい職員が多いといえるでしょう。ちなみに、この部署の上司に対する信頼度は100点満点で82点となっており、これも病院全体を10点程度上回ることから、上司のリーダーシップと組織運営力が十分に発揮されている成果といえるでしょう。

　最後に、"コミュニケーション"のパートについて、触れたいと思います。このパートでは、コミュニケーション・スキルの活用と部署内の人間関係面からストレスが生じやすい組織風土になっていないかを調べています。

　本来、医療職は社会貢献の意識が高い人が多いものの、臨床の現場では様々な状況からプレッシャーを感じることが多く、閉塞感を抱えていることが少なくありません。部署として相談しやすい環境があるか、職業観としての視野が狭くなっていないかなど、ストレスを乗り越えて成長できる"ストレス耐性"を定量的に図っています。

図7　アウトプット・イメージ④："マネジメント"パートの抜粋

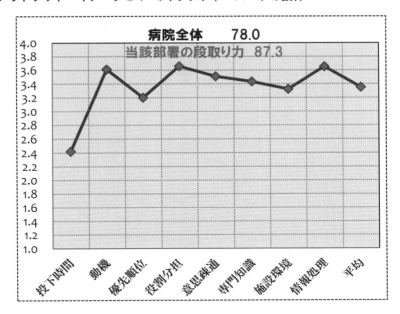

第2章

なぜ、ワーク・ライフ・バランスはうまくいかないのか？

第2章の構成

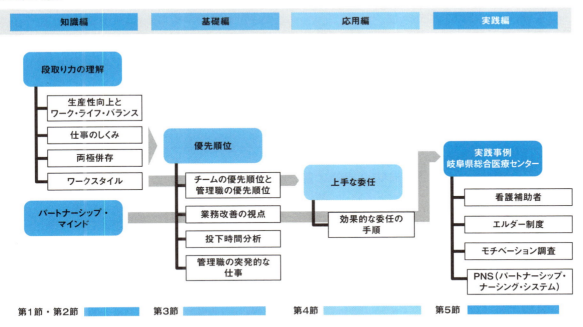

1. 看護部門の
　ワーク・ライフ・バランス実現

　日本看護協会によるものをはじめ、ワーク・ライフ・バランス（WLB）への取り組みとその実践事例などは、様々な場面で目にすることが多くなっています。しかし、ワーク・ライフ・バランスの実現イメージを十分に描いている病院は少ないのではないでしょうか。実現イメージとは、ワーク・ライフ・バランスは「業務の生産性向上、看護の質向上を目指す手段であり、働きやすい環境づくりを目的にしない」ということにほかなりません。

　ワーク・ライフ・バランスは「働きやすい環境づくり」という目的だけで取り組むと思わぬ落とし穴があります。それは、「働きやすい環境づくり」つまり勤務諸条件だけでは外発性[注1]のモチベーション向上策であるために、「看護の質向上」につながりにくいからです。

　ここで、生産性向上というものを、もう少し掘り下げて考えてみたいと思います。

① 生産性を上げる3つのケース

　生産性向上は「**投下時間**」「**仕事の量**」「**仕事の質**」の3つの要素で表すことができます。つまり、どのくらい時間を費やし、どのくらい仕事をたくさんできたのか、さらにはどのくらい上手（じょうず）にできたのかによって、生産性に差が出るという考えかたです。

　分母を「投下時間」にし、分子を仕事の「質×量」にして考えてみてください（**表2-1**）。分母が小さくなると生産性が上がり、分子が大きくなると生産性が上がります。要するに、今までより、①少ない時間で、②たくさん、③上手にやると生産性が上がるということです。1つの仕事に、あまりにも時間をかけると生産性が上がらないし、処理した量が少ないと生産性が上がらない、同じように仕

（注1）外発性：外的な要因によってもたらされる動機づけ。p.3参照。→内発性

表 2-1　生産性向上とワーク・ライフ・バランスの取り組み

生産性＝$\dfrac{質 \times 量}{投下時間}$	
生産性向上の3つのケース	仕事の質・量、投下時間の関係
1. ワーク・ライフ・バランス先行型 （少ない時間でやる）	質と量を変えずに（落とさずに）、今までよりも少ない時間（短い時間）でやる→できる人に仕事が集中する→人が育たない懸念
2. 看護体制を充実させる （人を増やす）	質と投下時間を変えずに、今までよりも看護師を増やす→増やした人材（新人、中途採用）の育成に時間を要す→さらに人が足りない
3. ワーク・ライフ・バランス実現イメージを共有し、支え合う （段取り力を上げる）	量と投入時間を変えずに、今までよりも仕事の質（段取り力、さばく力）を上げる→共通の目標感→有機的な協働→看護師一人ひとりの自己効力感を最大化

（日本タイムマネジメント普及協会：ビジネスコンテンツ700．より作成）

事にミスがあったりすると生産性が上がりません。よって、生産性を上げる方法として、この3つのやりかた（ケース）に分けることができるのです。

〈1〉ケース1：少ない時間でやる

　今までより少ない時間でやる。これは、労務管理の側面からワーク・ライフ・バランスを実現しようとするもので、残業をなくしたり、休みを取りやすくする「時間管理のアプローチ」です。もちろん組織全体に経験者が多ければ、最も実践しやすい方策です。経験者は、すでに知識やスキルがあるので、どうすれば早く仕事を完了できるのかがわかっているからです。しかし、あなたの部署では、このようにうまくいくでしょうか？

　ケース1で陥ってしまう落とし穴があります。それは、部署が必ずしも経験豊富な人ばかりではないパターンと、経験者はいるけど自己完結型の働きかたでチームワークをあまりとっていないパターンです。後者の場合、チーム・ナーシングなのに「自分の仕事が終わったら、他人のことは構わない」では、組織としての生産性は上がりません。一方で、前者の場合は、どうでしょう。ほとんどの組織は、部署に経験豊富な看護師ばかりではないと思います。そのような状況下で少ない時間でやろうとすると、自ずと仕事のできる人に難しい仕事などが集中します。仕事のできる人は仕事が増える一方なので、後輩指導などの育成に時間を割くことができなくなります。いつも忙しく、人が育たない組織では、各スタッフの働きかたに繁閑差が出てきてしまい、できる人が疲弊し、離職懸念が高まってしまうという、悪循環が生まれてしまいます。

〈2〉ケース2：多くやる（人を増やす）

　ケース2では、より多くの仕事ができるようにします。これをすぐに実現しようとすると、まずは人を増やすというアプローチをとります。人が増えれば、通常は仕事の処理量も増えます。さらに増やす人も、同じ時間で1つの仕事よりも2つの仕事を処理できる人のほうが、生産性が高いということは理解できると思います。ここでも問題になるのが、数合わせの新人看護師や中途採用者の増員では、落とし穴があるということです。なぜなら、新人看護師はもちろんのこと、中途採用者も即戦力とはならず、それなりの指導期間が必要だからです。

　これは、中途採用者も新人看護師と同じく、モチベーションが外発性（仕事を進めるうえでの諸条件に意識が向きがち）になっていることが、ほとんどだからです。それは転職を決めた理由が、勤務諸条件を見聞きしたうえでの判断に起因しているからです。転職の際は、実際に新しい職場で仕事をしているわけではないので、仕事そのものに、まだモチベート（動機づけ）されていないのです。よって、育成・指導に一定の時間を要するため、なかなか効果が表れません。むしろ、育成・指導時間が増えることにより、一定期間は生産性が落ちやすい状況になってしまうのではないでしょうか。

〈3〉ケース3：上手にやる（段取り力を上げる）

　最後に、これは遠回りのようで、最も近道です。仕事の質と量には個人と組織が絡んでいます。つまり、仕事の量を決めるのは組織であって（平均在院日数、病床利用率などを決定する）、質を決めるのは看護師一人ひとりです。質は個人がコントロールし、干渉されたらやる気がなくなったりする敏感な面があり難しいところでもあります。ただ、時間を短くするために、手抜きすると「やり直し」だけでなく、「安全性」という視点も軽視されかねません。

　ワーク・ライフ・バランスの実現イメージを共有し支え合う（段取り力を上げる）、つまり仕事の量と投入時間を変えずに、〈今までよりも仕事の質（段取り力、仕事をさばく力）を上げる→共通の目標をもつ→有機的なチーム・ナーシング→看護師一人ひとりの自己効力感[注2]を最大化する〉ための取り組みが有効なのです。段取り力については後述する「3. 段取り力の基礎スキル：優先順位」（p.66）で詳しく述べるとして、ケース1〜3を裏づける調査結果をここで紹介します。

[注2] 自己効力感：課題や目標などを達成する能力が自分にあるという感覚、または環境に対し効果的にコントロール（対処）できているという感覚。「自分ならできる」という自信。

② 3つのケースを裏づける調査結果

図2-1は「看護師の就業意識調査」（2013年10月、JTBコーポレートセールスとフェアアンドイノベーションの共同企画）によるものです。これを見ると、「職場では労働時間の管理が適切に行われていると思う」と回答している看護師の割合が4割に満たない状況で、「私は長時間働いていると思う」という長時間労働の認識は半数近くと非常に高い割合を示しています。また、「私は、忙しすぎて十分な看護ができていないと感じる」と本人自身が満足いく看護を提供できていないと強く感じていることは、かなりの問題といえるでしょう。一方で、日本看護協会の「2014年 病院における看護職員需給状況調査」（2015年）によれば、新卒看護職員におけるここ数年の離職率が低目に推移している要因として「労働条件の改善や教育研修体制の整備に取り組む病院が増えていること」があげられています。さらに病床数が多い病院ほど、その効果が出ていると分析されています。つまりは新卒看護職員を除く現場（特に中堅層の看護職員）の負担が高まりつつある状況が類推できるのです。

それでなくても、中堅層～主任といった現場の主導的な立場にある看護師は、厚生労働省が描く2025年に向けた医療提供体制（病床機能再編）において、組織改編の中心にあり、現場を取りしきる中堅層の疲弊感が増しつつある病院が少なくありません。

より詳細に**図2-1**の調査結果をみると、患者への一連の対応で感じる不安感は

図2-1 労働時間の意識と看護実践での不安（20歳代、30歳代）

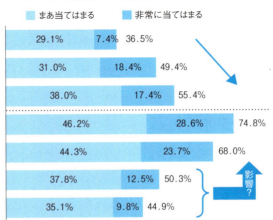

1 看護部門のワーク・ライフ・バランス実現

「器具の操作や機能がはっきりわからないときがある」という知識不足やチーム医療を進めるうえでの経験不足からきていることが該当する設問の回答比率の高さから推察できます。こうしたことは、円滑なコミュニケーションを前提とした「支え合う組織風土」がないと改善されず、最終的にはチーム全体の生産性（段取り力、仕事をさばく力）を落としてしまうことになるでしょう。

　そういった意味で、**表2-1**にある、ケース3の「ワーク・ライフ・バランス実現イメージを共有し、支え合う」という意識を醸成するという、このハードルを乗り越える組織づくりは大前提といえるわけです。

2. パートナーシップ・マインドと段取り力

「ワーク・ライフ・バランス実現イメージを共有し、支え合う（段取り力を上げる）」ことがワーク・ライフ・バランスに取り組むうえで、とても重要であることを、調査結果を用いて示しました。ここでは、支え合う（パートナーシップ・マインド）と段取り力について、取り上げます。

① パートナーシップ・マインドに対する理解

　支え合うということでは、たとえば育休・産休や、その復帰後の短時間勤務で、部署の看護師数が一時的に減るなどしたときに、すぐには補充できずに今いる人数で何とか仕事を回すという状況があると思います。このときに発揮されるのが、一人ひとりの支え合う気持ち、つまりはパートナーシップ・マインド（partnership mind）です。これは、チーム内の信頼関係が確立しているうえで成り立つものであり、①自律した役割意識がある、②相互扶助の精神がある、③複眼的な視野で仕事に取り組む、④組織内で価値観を共有している、という4つの条件が整う必要があります（**表2-2**）。

事例研究：新設の組織で一体感を高めパートナーシップ・マインドを醸成

　都市部にある急性期の公立病院（約800床）の2013（平成25）年度の「リ

表2-2　チーム内でのパートナーシップ・マインドにおける条件

①自律した役割意識がある	チーム内での自身の役割意識（または必要とされている認識）があり、自身の強み・弱みを理解している。
②相互扶助の精神がある	チーム内の大変な状況は連鎖するという危機感をもち、手を差し伸べることはマナーであると認識されている。
③複眼的な視野で仕事に取り組む	周囲の状況や他メンバーをおもんぱかり、メンバーどうしで互いの長所を認め合い、切磋琢磨していく関係を築いている。
④組織内で価値観を共有している	中長期的に強固な組織活力へつなげるために、自分たちが進むべき方向性やゴール・イメージが共有されている。

テンション・サーベイ」による調査では、部署Aはモチベーションが100点満点で71.4点とかなり高く、**図2-2**でわかるように協働型で組織への帰属意識が高いAゾーンに位置する人材が非常に多く存在します。一方で、同病院の部署Bはモチベーションが61.3点となっており、Aゾーンの意識を有する人材はそれほど多くはありません。

　図2-3のように、この2つの部署ではカンファレンス運営や上司・先輩に対する見かたにかなりのギャップがあり、ひいては「周囲のサポート」や「職場のチーム医療への積極性」に対する評価も大きな差があります。ちなみに、部署Aは他

図2-2　都市部にある急性期の公立病院（約800床）の事例（2013年度）

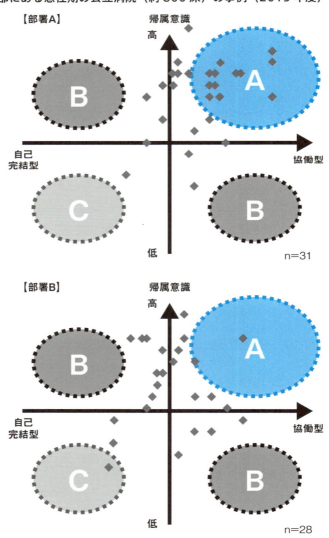

図2-3 部署Aと部署Bの意識格差（肯定回答の比率）

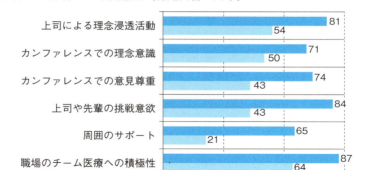

施設と部門統合し2年経っていない組織であることから、これから病床機能の再編を迎える病院・施設にとっては、参考になる事例と考えられます。

さて、ここまでの内容で「パートナーシップ・マインドの有無がチーム運営に少なからず影響を与え、組織のモチベーションを低下させてしまうこともある」といった分析結果は、あなたも理解されたかと思います。問題はこれが、どのようにワーク・ライフ・バランスに悪影響を及ぼすのかという極めてシンプルな帰結を、次の調査結果で説明します。

図2-4は同様に「リテンション・サーベイ」でみた2部署のコミュニケーション・スキルと段取り力のグラフになります。左図のコミュニケーション・スキルは言語による「聞く」「話す」「読む」「書く」を取り上げています。このほか、非言語によるコミュニケーション（視線、表情、振るまいなど）のスキルもありますが、これについては「第4章　患者満足を支える健全な職場環境システム」（p.131）で触れたいと思います。さて、部署Bのコミュニケーション・スキルは、総じて部署Aより低くなっています。コミュニケーションが希薄になってしまうというのは、急性期という忙しい職場ではありがちな現象ですが、同じ院内でここまでの差が出るというのは、**図2-2**にみられる協働型の意識つまりパートナーシップ・マインドの差といっても過言ではないでしょう。

次に、**図2-4**の右図にある段取り力ですが、100点満点で87.3点と54.0点というスコアの開きがあるうえ、個別項目でも明らかな差がみられます（段取り力の各項目は付章で確認してください、p.217）。

段取り力は総合的に見て、先読みの仕事力であり、仕事を量と質の側面から向上させる項目となります。これが全体的に低いということはチーム、部署の生産

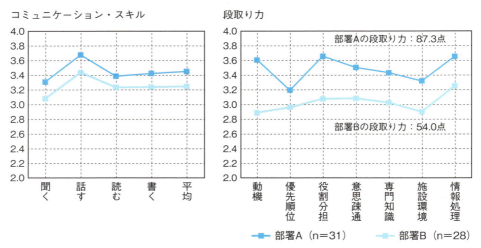

図 2-4　部署 A と部署 B のコミュニケーション・スキルと段取り力

性が低いことを示しており、実際に2部署の看護師によるワーク・ライフ・バランス満足度は100点満点で部署Aの63.5点に対し、部署Bは53.6点となっています。

こうしたことから、〈パートナーシップ・マインドの醸成→コミュニケーションの活性化→"段取り力の向上＝生産性向上"→ワーク・ライフ・バランスの実現〉という好循環につながることが理解できたのではないでしょうか。また、このサイクルは反対（悪循環）にも作用してしまうことも同時に理解できたと思います。

では、次に段取り力について詳しく確認していきましょう。

② 段取り力の考え方

あなたは日々の仕事で「忙しい、忙しい」と口にすることがありませんか？そういったときの気持ちを振り返ってみると、こうではないでしょうか。

- 「時間に追いかけられている気がする」
- 「忙しすぎて、本当にやりたい大事なことが後回しになっている」
- 「私の部署は、いつも看護師が足りない」

では、もう少し深く状況を振り返ってみましょう。

- 仕事の優先順位はチームで共通認識されていましたか。
- チームの役割分担に曖昧な部分がありませんでしたか。
- チームの意思疎通がスムーズでなく、二度手間や無駄な作業が発生していませんか。

これらは、すべて段取り力低下のシグナルです。

つまり、先で取り上げたパートナーシップ・マインドに加え、段取り力がないと、組織のパフォーマンスが1＋1で2以下という、人数の足し算以下しか生産性を発揮できないので、忙しさはなかなか解消されません。以下では、こうした組織のパフォーマンスにつながる、段取り力の向上を考える際の大前提を2つ紹介したいと思います。

〈1〉仕事のしくみ

唐突ですが、「看護部長の仕事＝新人看護師の仕事」というと、あなたはとても違和感があるでしょう。これを仕事の原理原則で考えてみると、実は成り立ってしまうのです。

どんな仕事でも「はじめ」があり、「おわり」もあります。それから、「自分一人」でする仕事と、「他人と共同」でする仕事があります。こうして考えていくと、**図2-5**のように同じ原理原則で様々な仕事の共通点が整理できることがわかると

図2-5　仕事のしくみ：両極併存

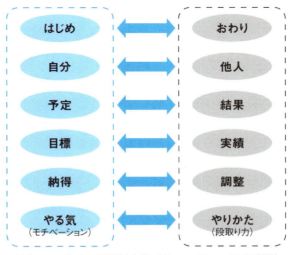

（日本タイムマネジメント普及協会編：ビジネスコンテンツ700.より引用）

思います。

　これは"両極併存"という考えかたです。ここで大切なことは、両極は"対立関係"や"代替関係"で考えるのではなく、両極を共に選択するということです。

　たとえば「事前にわかっている仕事」の対極にあるのは何かと考えると、「突発の仕事」になります。これを"対立関係"や"代替関係"で考えると、忙しい職場の問題を解決するために、どちらかを削減しないといけないことになりますが、両極併存では「事前にわかっている仕事」の生産性と「突発の仕事」の生産性を共に考えることになります。両極はコインの裏表のように切っても切れない関係といえるのです。

　このような発想であれば「看護部長の仕事＝新人看護師の仕事」という等式を導くことができます。もちろん仕事の中身では成り立ちませんが、仕事のしくみで考え、そのしくみで両者の仕事を分析すると等式が成り立つわけです。

　さて、看護師の皆さんには「自分一人」でする仕事があります。看護記録や電子カルテの入力、看護計画の立案・評価、看護師長でしたら勤務表作成などのデスクワークです。この仕事の対極は「他人と共同」でするカンファレンスや申し送り、患者のケアなどの目の前に相手（他人）がいる仕事です。

　この「自分一人」でする仕事と「他人と共同」でする仕事の割合は、一般的には新人が１：９に対して、中堅（リーダー）は２：８、管理職（看護師長）は３：７と、職位に応じて「自分一人」の仕事の割合が増えてくるのです。これは仕事の生産性を考える際に、チーム・ナーシングの視点からマネジメントの視点へ徐々に

図2-6　仕事のしくみ：3つのスキル

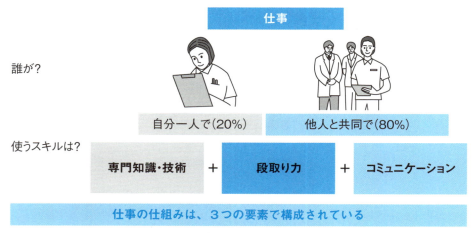

（日本タイムマネジメント普及協会：ビジネスコンテンツ700.より作成）

移っていくことと同義といえます。

　図2-6にあるように、「自分一人」でする仕事を効率よく進めるには、専門知識や経験により修得した技術に加えて、段取り力を使います。一方で、「他人と共同」でする仕事には、コミュニケーション・スキルと段取り力を使います。

　つまり、あなたが仕事の生産性を改善するには、「自分一人」でする仕事か、「他人と共同」でする仕事かにかかわらず、この「専門知識・技術」「段取り力」「コミュニケーション」の3つのスキルを向上させる必要があるのです。

　この3つのスキルが必要なことは、仕事が遅れる理由からも裏づけられます。たとえば、あなたの仕事が日程どおりに進まないことや期限に遅れる原因には、日頃どんなことが考えられるでしょうか。

- やったことのない仕事、難しい仕事、知識不足 →「専門知識・技術」の問題
- 割り当てられる仕事量が多すぎる →「段取り力」の問題
- 関係者が多く、関係者が遠く、調整が大変 →「コミュニケーション」の問題
- 仕事の種類が多くて、煩雑 →「段取り力」の問題
- 上司や関係者の指示が不明瞭で主旨がわからない →「コミュニケーション」の問題
- 期限が短すぎる →「段取り力」の問題
- 役割分担が不明確で、スムーズにいかない →「コミュニケーション」の問題　など

（日本タイムマネジメント普及協会：ビジネスコンテンツ700. より作成）

　このように、3つのスキルを向上させることは仕事の生産性を高めるうえで、とても大切なことですが、「専門知識・技術」や「コミュニケーション」の指導や学習機会はあっても、「段取り力」を教えてもらったり、具体的にどのくらいレベルが上がったのかを確認するすべは、なかなかありません。また、「段取り力」向上には一人ひとりのワークスタイル（仕事に取り組む際の思考の癖や行動パターン）を知ることがとても大切です。

〈2〉ワークスタイル

　3つのスキルのうち、「コミュニケーション」に関する研修は、新人看護師のマナー研修や管理職のコーチング研修など、世の中にたくさんあります。ところ

で、こうした研修が受講者全員に漏れなく効果が見込まれれば、チーム医療が求められる医療機関において受講しないという選択肢はないでしょう。しかし、こうした研修を導入した病院に聞いても、「とても効果があった」という声はあまり聞かれません。むしろ、「研修はよかったが、なかなか実践に結びついていない」という意見をよく耳にします。

　私自身もこうした研修を受講したり、担当している講師にも知り合いが多くいます。その研修内容や講師スキルは本当にすばらしいものばかりです。では、どうして研修後の受講者たちが、学んだスキルを仕事で実践し、組織内外のコミュニケーションを改善し、効果があったという事例をあまり聞かないのでしょうか。

　理由の１つに、現場でのワークスタイルの相違が実践を難しくしていると考えることができます。つまり、一人ひとりの仕事に向き合う姿勢や取り組みかたに大きな違いがあるため、コミュニケーションのスタート時点から相互理解が進みにくくなっているのです。ましてや今の看護部門には、多様な価値観や経験をもった人たちが集まっています。

　これまでの人生や、影響された人や考えかたも様々なので、同じことを見聞きしても受け取りかたが違ったり、対応方法が異なることは、あなたも経験があるのではないでしょうか。

　つまりワークスタイルという"相手が大切にしている仕事の作法"を理解せずに、コミュニケーションをとろうとすると、表面的なものにとどまるか、様々な弊害（ミス・コミュニケーションやディス・コミュニケーション）を生じさせてしまうのです。実は初歩的なようでいて難しいのが、コミュニケーション・スキルの向上ともいえます。

　ほうれんそう（報告・連絡・相談）、情報交換、意思の伝達や統一など、組織内の共通の考えかたが浸透していると、コミュニケーションがスムーズで、職場の人間関係も良好になります。ここでは、簡単なワークスタイル診断を通して、相手のワークスタイルを意識することでコミュニケーション上の弊害を事前に取り除き、職場の人間関係を良好にするきっかけを学んでもらいます。

　1960年代、米国の循環器科医師のM. フリードマン（Meyer Friedman）とR. H. ローゼンマン（Ray H. Rosenman）は、狭心症や心筋梗塞などの心臓疾患になりやすい性格傾向を明らかにし、それを２つの行動パターンに分けました。しかも、病気だけでなく普段のワークスタイルも同様と考え、それを診断方法として実施してみたら、驚くほど当てはまることが判明したのです。

　２つのタイプに分けられた行動パターンは、タイプA、タイプBとしています。

ただ、常にタイプAやBではなく、仕事の種類や環境によってタイプAの傾向になったり、タイプBの傾向になったり、またプライベートでは異なるなど、行動パターンが変わります。つまり、完全なタイプAやBの人はいません。誰でもタイプAとBの要素をもち合わせているのですが、今の仕事ではどちらの傾向が出ているということになります。また、タイプAとBのどちらがよい、悪いということはありませんし、組織風土としてのワークスタイルがタイプAやBの傾向が求められたり、それに順応したりするのです。

まずは、**表2-3**を使ってご自身で診断してみてください。

では、簡単にそれぞれのタイプの特徴について解説します。

表2-3　ワークスタイル診断

以下の項目を読んで、あなたの仕事の行動に最も近い数字に〇をつけてください。					
	当てはまる	まあまあ当てはまる	どちらともいえない	そうでもない	当てはまらない
1　時間を決めて、予定どおり終了するよう努力する	1	2	3	4	5
2　しばしば同時にいろいろなことをする	1	2	3	4	5
3　数字ではっきりと結果の出る仕事が好きだ	1	2	3	4	5
4　自信があるように思われるのは重要なことだ	1	2	3	4	5
5　仕事はプロセスよりも結果を重視する	1	2	3	4	5
6　競争心は旺盛だ	1	2	3	4	5
7　よく腹を立て、敵対心を抑えるのに苦労する	1	2	3	4	5
8　他人に対し短気を起こし、人の話に割って入る	1	2	3	4	5
9　リラックスするのが難しい	1	2	3	4	5
10　時間や期限が気になる	1	2	3	4	5

＊各項目で〇をつけた数字の合計を10で割る。
　あなたの点数は…

点数	1.0～1.4	1.5～2.4	2.5～3.5	3.6～4.5	4.6～5.0
タイプA／B	完璧なタイプA	タイプAの傾向が強い	中庸	タイプBの傾向が強い	完璧なタイプB

＊ワークスタイルとは、仕事に前向きに取り組むときの姿勢のことです。
＊ここでは、自分のワークスタイルを客観視して自覚し、対処するヒントを学びます。

（日本タイムマネジメント普及協会編：ビジネスコンテンツ700．より引用）

タイプAは、いわゆる仕事人間です。負けず嫌いで競争心に富んでいます。プロセスを楽しむのでなく、結果を達成した充実感こそが楽しみな人です。さらに、短時間に多くの仕事をこなす傾向があります。一方で、多くの仕事を引き受けてしまうため、期限に間に合わなかったり、いい加減な内容になってしまうこともありますが、自分では全体としては、よい仕事をしていると正当化しがちです。周りの人に攻撃的な態度をとるときもあります。一般的に行動のテンポが速い人が多くいます。

　タイプBは、いつも冷静で温和。どちらかというと、あれこれ手を出すよりも1つの仕事にこだわり質を優先します。また、人間関係も優先します。行動のテンポが比較的遅く見える人が多いです。

　では、それぞれのタイプの人物像からその問題点を考察したいと思います（**表2-4**）。

・**看護師田中さんの場合**

　ICU、救命救急を経験し、主任昇進と同時に一般病棟に異動した看護師の田中さんがいました。周囲からは仕事ができる人と一目おかれている一方で、いつもセカセカしていて声をかけづらい雰囲気を醸し出しています。後輩指導では「いかに効率よく、無駄なく仕事をするか」を徹底し、自分の仕事があるなかでも、ほかのスタッフの仕事が遅れ気味だと支援します。そのあげく、「次から次と仕事があって、何が何だかわけがわからない」となげく始末です。田中さんのような人は、典型的なタイプAとなります。

　このタイプの人が行き過ぎると、仕事を他人に任せることができず、何でも自分で引き受けてしまう傾向があります。さらには抱え込んだ仕事に優先順位をつけません。そのためスケジューリングもしません。限られた時間で、段取りもな

表2-4　行き過ぎた場合のタイプ別問題点

タイプA	タイプB
1. 段取りやスケジューリングが苦手、もしくはしない。その場しのぎの仕事になりがち 2. 優先順位をつけられず、全部大事に思う 3. 本人も周りも気づかないが仕事の質が犠牲になる 4. 他人に任せられず自分で抱え込む 　・説明するくらいなら自分でやってしまう 　・相手を信用できない 　・自分よりうまくされたら負けた気分になる 5. 他人の貢献を有益に思う感受性に欠ける 　・人間関係でトラブルを起こしやすい 　・コミュニケーション不足	1. 仕事がたてこむと手が止まる 　・質にこだわるあまり納得しないと動けない 2. 仕事の量が犠牲になる 　・仕事の量を明確にしたがらない 3. 実現不可能な質を追求する 　・すべてがハイレベル 4. 委任がうまくできない 　・はっきり指示することが苦手 5. チームコントロールが甘い 　・人間関係に波風が立つことを嫌う

（日本タイムマネジメント普及協会編：ビジネスコンテンツ700．より引用）

く、ただ闇雲に取り組むため、どこかやっつけ仕事になってしまうこともあります。

　そして、最も問題なのは同僚や部下とのコミュニケーションが不足しがちなことで、チームメンバーとの信頼関係が希薄となり、一匹狼となってしまう懸念があることです。そんな問題点を、タイプAの人は大なり小なり共通して抱えています。

・看護師佐藤さんの場合

　一方、田中さんとはまったく逆のタイプもいます。看護師の佐藤さんは入職以来、同じ病棟で働き、主任になっても異動していません。一種、完璧主義の傾向があり、安全管理面からチェックシートなどの記録物を使って、トリプルチェックするなど、細かいところまで気にする傾向があります。また、相手に気をつかいすぎて、ものを頼めないという面もあります。そんな佐藤さんは典型的なタイプBです。このタイプの人は、何事にも冷静に取り組み、慌てるということがありません。

　このタイプの人が行き過ぎると、自分が納得するまで様々な調整に時間を費やします。また、完璧を求めるあまり、ともすれば、やらなくてもいいこと、要求されていないことまで追求してしまいがちです。たとえば、チェックシートによるトリプルチェックなど、一見よさそうな提案をし実行しますが、記入する頻度が多いために形式的なものになってしまい、後輩たちの負担感にもつながりかねません。これでは、ただ自己満足だけの仕事になってしまいます。何人もの部下を束ねて動かしていくリーダーとしては、少し困りものです。

・あなたの場合は…

　自分のワークスタイルはどちらなのか、相手はどのタイプなのかを知り、行動パターンを理解すると、コミュニケーションが格段にスムーズになります。そうすることで、コミュニケーションが取りやすくなるだけでなく、心理的な距離感も縮まるので信頼関係も構築しやすくなるのです。

　具体的なコミュニケーションのテクニックについては「第4章　患者満足を支える健全な職場環境システム」（p.131）で紹介しますが、ここではその特徴と問題点を知り、コミュニケーションの出発点として、まずは相手をタイプ別で理解しようと心がけてみてください。

3. 段取り力の基礎スキル：優先順位

　病院の臨床現場では「時間どおりにする」「時間に間に合わせる」という状況が常にあります。

> ・バイタルサイン測定、食事介助などを定期的に行う。
> ・手術室へ時間どおりに患者を搬送する。
> ・医師の指定時刻にインシュリンを注射する。
> ・会議開始時刻に遅れないように資料を準備する。

　そもそも、どんな仕事にも課題があり、それを次々に解決していくことの連続です。しかし、そのなかでも臨床現場では、短期間で開始時間が決められ、締め切りがあるため「常に時間に追われている」と感じるわけです。さらに、ほとんどの看護師は、ある程度ルーチン化している業務のタイムテーブルを頭のなかにおいて仕事をしています。でも、急患対応で、つい後回しにしてしまい催促される仕事があったり、ほかの看護師の急な休みでスケジュール変更が生じたり、患者のトラブルやクレームも突発的に発生します。

　そのたびに仕事の優先順位が混乱し、忙しさに振り回されたり、予定した成果が出せなくなったりします。気持ちの余裕もなくなるので、ミスが増えたり、効率が悪くなってバタバタしたり、それがさらに忙しさに拍車をかけます。「どうして、こうなってしまうんだろう」と悩む人は少なくないはずです。

　そういった悩みや混乱から抜け出すためには、仕事の優先順位の適切なつけかたと、それを部署内で共有することがとても大切です。ここでは「チームとして優先順位を明確にするポイント」や管理職の仕事として「メンバー間で業務の偏りが生じていないか」を明らかにすることで、生産性を向上させる方法を学びます。

① チームとして優先順位を明確にするポイント

　チームとして優先順位を明らかにするためには「3つのポイント」があります。これらを理解したうえで、チームの業務改善方針について認識を合わせれば、次項で説明する業務の棚卸しの手順で、個人の業務まで無駄なく効率的に改善を進めることができます。

〈1〉チームで取り組む

　業務改善のアプローチは、個人の工夫や努力に任せるのではなく組織的に行います。もちろん個人の工夫も大切ですが、それでは効果は限定的になりますし、何よりも個人のスキル・レベルに依存するので、組織として方法を共有し平準化できません。

〈2〉正しい手順、手法で行う

　業務改善を我流で進めると非効率で無駄が発生しやすくなります。また、せっかくよい方法だったとしても、別のチームや他部署で展開できないなど、汎用性のない閉じられたノウハウになってしまいます。つまり、体系的でわかりやすい手順、生産性向上の実績がある手法で行うことが必要です。

　次項で紹介する「投下時間分析シート」(付章、p.219を参照)は地方自治体、民間企業で幅広く実績があり、即効性の高いフォーマットですので、参考にして取り組んでください。

〈3〉継続的に評価し、改善するしくみを設ける

　業務改善は一度行ったら終わりではありません。定期的に、定量的に評価し、プロセスを振り返り、継続的な改善を行っていくことが、職場の風土づくりに欠かせません。これは看護師一人ひとりの自己効力感を醸成していくとともに、本章の冒頭で述べたワーク・ライフ・バランスの実現イメージが描ける病院への重要な布石となります。

② 管理職の仕事：メンバー間で業務の偏りを生じさせない

〈1〉優先順位を整理・区分するツール

　優先順位のつけかたといっても、各自の判断基準は様々で、**図2-4**（p.58）で示した結果からわかるように、段取り力の高い部署も含め、実に多くの看護師が悩んでいることが明らかになっています。それでは、優先順位を整理・区分する何かよいツールはないのでしょうか。

　比較的広く、多くのビジネス書やセミナーなどで紹介されているものとして、「重要度」と「緊急度」という尺度によってタスク（仕事）を分類する方法があります（**図2-7**）。

　これは、重要度、緊急度のどちらも高いものをA、重要度は低いが緊急度の高いものをB、重要度は高いが緊急度の低いものをC、重要度、緊急度のどちらも低いものをDとし、仕事を4つのカテゴリーに分類します。そしてA→B→C→Dの順に仕事を処理するというものです。

　この考えかたを否定するものではありませんが、看護師の仕事については当てはまりにくいと、あなたも感じたのではないでしょうか。ほとんどの仕事が自分

図2-7　重要度と緊急度による仕事の分類

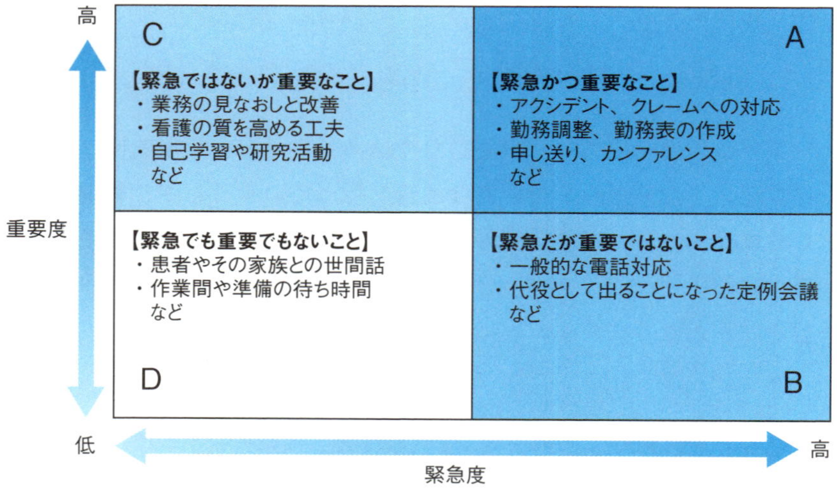

	緊急度 低	緊急度 高
重要度 高	**C【緊急ではないが重要なこと】** ・業務の見なおしと改善 ・看護の質を高める工夫 ・自己学習や研究活動 など	**A【緊急かつ重要なこと】** ・アクシデント、クレームへの対応 ・勤務調整、勤務表の作成 ・申し送り、カンファレンス など
重要度 低	**D【緊急でも重要でもないこと】** ・患者やその家族との世間話 ・作業間や準備の待ち時間 など	**B【緊急だが重要ではないこと】** ・一般的な電話対応 ・代役として出ることになった定例会議 など

（スティーブン・R・コヴィーの時間管理のマトリクスを参考に作成）

中心に進行するか、自己完結型の仕事が多いのであれば、このマトリクスは機能しますが、「自分一人」でやる仕事と「他人と共同」でやる仕事の割合は、チーム・ナーシングが前提の職場にとって、圧倒的に「他人と共同」の仕事が多いわけです。

そうすると、チーム優先でAばかりの仕事を次々にこなし、C、Dの仕事には手がつけられなくなります。つまり、ほとんどの看護師はAの仕事を中心に取り組んでいるので、このツールで教示するところの"Aの仕事を見つけて注力しなさい！"は無意味な話になってしまうのです。加えて、緊急度の高い仕事と重要度の高い仕事はチーム内で共通認識され、区別することができるのかが疑問です。おそらく"緊急の仕事＝重要な仕事"と思い込んでいる看護師が少なからずいるのではないでしょうか。

では、どうすればいいのでしょう？　これは両極併存の考えかたで整理すると納得しやすいのです。優先順位の判断基準を重要度の代わりに「自分一人」か「他人と共同」でやる仕事か？　緊急度の代わりに「今すぐ、やらなくてはいけないか」「後でも大丈夫か」にしてみることです。

整理すると、A「今、自分でやる仕事」、B「後で、自分でやる仕事」、C「他人に任せてもいい仕事」の3つに分類することができます。しかし、これらは"あらかじめ、わかっている"仕事を分類しただけで、両極併存で考えれば、臨床現場では"突発的に起こる"仕事も多々あります。突然、ナースコールで呼び出されたり、ドクターや上司から急な依頼をされたりするのは日常茶飯事です。そこで、突発的に起こる仕事も視野に入れたチャートが**表2-5**になります。

まず、突発の仕事をXとし、予定の仕事と同じようにグループ分けをしてみてください。つまり「突発の仕事で、今、自分でやる仕事」をAX、「突発の仕事で、後で、自分でやる仕事」をBX、「突発の仕事で、他人に任せてもいい仕事」をCXとするのです。ここで「突発の仕事に、"今"も"後"もないのではと、考えた人もいるでしょう。確かに、経験の浅い看護師が突発の仕事を受けた状況を想像すると、そうかもしれません。上司からの突然の指示や、患者からの予期しない依頼を受けると、それだけで緊張し、すべて「今すぐ処理しなくてはいけない」「自分でやらなければならない」と思い込んでしまいがちです。

表 2-5　両極併存による仕事の整理

	後でも大丈夫	今すぐ	予定になかった突発の仕事
自分でやるべき	Bランク	Aランク	X （AX、BX、CX）
他人でもできる	Cランク		

（日本タイムマネジメント普及協会編：ビジネスコンテンツ700．より引用）

しかし、実際には、突発の仕事がすべて緊急を要するわけではなく、いつまでにやればいいのか、期限を確認したうえで、冷静に対処することが必要なのです。また、他人に任せてもいい仕事もあります。一般的に突発の仕事の半分以上は院内の人間からもち込まれます。それなら、ほかの誰かに頼める可能性は十分にあるとも考えられます。

　では、付章の「投下時間分析シート」（p.219）を使って、実際に昨日の仕事の棚卸しをしてみましょう。記入のしかたは**図2-8**にありますが、特に移動時間が多い、長期休日の前後などのイレギュラーな日を避け、一般的な日を選んで記入してください。また、15分以上かかった仕事で整理してください。それよりも短い仕事は、まとめるか、取り上げないものとしてください。

　このなかで、Cの「他人に任せてもいい仕事」は、自分ができないときは誰に任せることができそうか、または任せる相手が見当たらないなどを「備考」欄に記入してください。

　自分がどういう順序で仕事をし、どういう仕事にどれだけ時間をかけているかを把握して、改善点を見つけ出します。また、超過勤務時間にどんな仕事をやっているのかをチーム内で定量的に共有し、無駄な作業をしていないか、どうしたら効率化できるか、話し合うことも必要です。

〈2〉チームで業務改善を進める「3つの視点」

　チーム内での業務改善は3つの視点「①やめる」→「②減らす」→「③変える」の順番で考えます。

　この順番は、「効果の大きさ」の順番でもあります。つまり、最終手段である改善（変える）を行う前に、「その仕事は本当に必要なのか、仕事自体をなくすことはできないのか（やめる）」「仕事の発生を減らす方法はないか（減らす）」を考えるステップが必要なのです。

　3つの視点を実際にあった事例を含め、簡単に説明すると**表2-6**のようになります。

③ 自分の仕事で一番大事なのは「後で、自分でやる仕事」

　では、「投下時間分析シート」でリストアップした仕事の優先順位を確認してください。ほとんどの人はAまたはAXの仕事が占めていないでしょうか。Aの「今、自分でやる仕事」が最も大事な気がします。しかし、生産性を上げるため

図 2-8　投下時間分析シートの記入のしかた

投下時間分析シート

1. 調査日　　　　　　年　　　月　　　日（　　）
2. 調査日概要　　①超多忙　②多忙　③平均的　④閑暇（ひま）
3. 調査日詳細　　勤務時間：　　時　　分　～　　時　　分

	業務名	投下時間（分）	優先順位	形態	備考
1					
2					
3					
4					
5					
6					
7					
8					
9					
10					
11					
12					
13					
14					
15					
16					
17					
18					
19					
20					
21					

- 調査日に行った業務（仕事）を記入
- 各業務への投下時間を記入。移動時間は移動の目的となる業務に含める
- 優先順位をルールにしたがって記入
- 「自分一人でやった仕事」は「自分」、「他人と共同でやった仕事」は「他人」と記入
- 各項目別に投下時間とパーセンテージを集計

①合計労働時間　　　分　100%　　②A+AX　　　分　　%
③B+BX　　　　　　分　　%　　　④C+CX　　　分　　%
⑤AX+BX+CX　　　　分　　%　　　⑥AX　　　　分　　%
⑦自分一人　　　　　分　　%　　　⑧他人と共同　分　　%

［個人データ］
1. 氏名＿＿＿＿＿＿＿＿　2. 就労延年数＿＿＿＿年　3. 現職年数＿＿＿＿年
4. 部下数＿＿＿＿名　　5. 役職＿＿＿＿＿＿
6. 現状課題、問題点　①時間がない　②人手不足　③業務過多　④専門知識欠如
　　　　　　　　　　⑤コミュニケーション欠如　⑥目標不明確　⑦会議多発
　　　　　　　　　　⑧優先順位混乱　⑨その他＿＿＿＿＿＿＿＿＿＿

（日本タイムマネジメント普及協会編：ビジネスコンテンツ 700. より引用）

に本当に重要な仕事は、Bの「後で、自分でやる仕事」です。それは、なぜでしょう？

　Aの仕事は、仕事の期限が迫っているため、投下時間が足りないか、もともと

表 2-6　チームで業務改善を進める 3 つの視点

3 つの視点	事例
①やめる 業務そのものをなくす、部署外・院外へ移管またはアウトソーシングする、など	患者向けの説明文書の作成を事務部門に移管する：フォーマットの統一化や文書管理が一元化され、作業の重複が解消されるだけでなく、コンプライアンス面でも適切な対応がとれる。
②減らす 業務の発生量を減らす、簡素化する、集約する、統合・結合する、など	向精神薬の施用表による管理を見なおす：安全管理面から、トリプルチェックにしていたが、必要性を再確認し、持ち出し時のみのチェックとする。
③変える 業務の進めかたを変える、人のスキルを高める、手作業から自動化へ変える、など	時間外のバイタルサインチェックの記録を改善する：看護師の時間外業務の棚卸しをしたところ、ベッドサイドでのバイタルサインのチェックをナースステーションに戻りパソコンに入力している時間が目立ったため、これをベッドサイドで入力し、電子カルテへ自動転送するシステムを導入。大幅な残業時間の削減につながった。

少ない。そのため焦ったり、手を抜いたり、やっつけ仕事になったりすることがあります。また、期限には間に合わせたものの、クレームがつけられたり、やりなおしになったりするケースも多くなるでしょう。また、当該部署での経験の浅い看護師は限られた時間内に処理するルーチン業務、つまりAの仕事が多くなりますが、リーダー、主任、看護師長と経験や職位が上がるほど、指導・育成などのリーダー業務や部署間の調整といったマネジメントであるBの仕事が増えているはずなのです。

しかも、Bの仕事には時間的余裕があり、じっくり腰を落ち着けて取り組むことができます。そして、その経験は確実に自分のスキルアップや組織力向上につながるわけです。したがって、このBの仕事を探すことが、特に中堅以上の看護師の「生産性」向上のためには必要不可欠ということになるのです。つまり、Aという緊急性の高い仕事、AXという突発の仕事に振り回されている限り、生産性の向上など期待できないということになります。

また、この落とし穴に陥らないために、突発の仕事にも3種類があることを今一度、確認してほしいのです。突発の仕事がBXなら、あわてて対処することはないし、CXの仕事なら、誰かほかの人に委任できます。どちらの仕事を優先させるべきか悩むのは、AXの仕事が生じたときだけです。それを知っておくだけでも、大切なBの仕事を意味なく犠牲にしてしまう事態をかなりの程度、回避できるようになるはずです。

④ 投下時間分析で見えてくる"アンバランス"

では、あなたは日頃、自分自身もしくはチーム、部署がどんな仕事にどれだけ

の時間をかけているか、把握していますか。

　業種は異なりますが、以前、多くの企業で試みられた業務改善の手法では、投下時間の洗い出しとその検証があります。その一般的な手法は、1日のうち「会議に2時間」「商談に40分」というように、個別の業務にかけている時間を分析し、個々の業務の必要性や短縮化を模索するというものです。

　ただ、今回紹介した投下時間分析シートは前述のものとは、まったく異なる考えかたをとっています。個人の仕事が組織の生産性に対し、どのように関与しているかによって仕事をグループ分けし、それぞれのグループで投下時間を調べるものです。

　つまり、A、B、C、AX、BX、CXの6つの仕事の投下時間を調べることで、それぞれ個人、組織の生産性の現状、その問題点が明白に浮かび上がってきます。

　たとえば、これまでのコンサルティングをしてきた経験から、生産性の高い組織のデータで得た平均値では、1日の仕事時間のうち、AとAXの投下時間が60％、BとBXが30％、CとCXが10％となります。もちろん、病棟の機能や所属している看護師のキャリアなどで一概にはいえませんが、あなたの部署がAとAXに費やす投下時間が平均値より高いとすれば、明らかに仕事のコントロールがままならない状態にあることを意味します。

　表2-7の実際にあった事例で試しに分析してみましょう。あなたは、"①一番バタバタしている"部署がどこかわかりましたか？　そうですね、No.3もしくはNo.5の部署のいずれかとなります。理由は「A＋AX」と「すべてX」の割合がかなり高めとなっているからです。

表2-7　投下時間分析のケーススタディ

①一番バタバタしているのは？
②一番生産性が高いのは？
③一番無駄が多いのは？

部署 仕事	No.1	No.2	No.3	No.4	No.5	No.6	平均
A＋AX	79	46	62	65	67	48	61.2
B＋BX	13	8	6	13	13	9	10.3
C＋CX	8	46	32	22	20	43	28.5
すべてX	10	17	35	16	20	21	19.8
AX	7	14	11	12	18	12	12.3

A：期限が近く、自分でやった仕事
B：期限は先だが、自分で進めた仕事
C：他人に依頼できるのに自分でやった仕事
X：予定外の突発でやった仕事

（日本タイムマネジメント普及協会編：ビジネスコンテンツ700．より引用）

あなたに「A＋AX」の割合だったら、No.1の部署がとびぬけて忙しいのでは、と感じるかもしれません。実はNo.1が"②一番生産性が高い"部署なのです。その理由は、「C＋CX」が最も少なく、他人ができる仕事は委任や権限委譲で他部署へ移管し、本来の自分の仕事へシフトしている人が多い部署、つまり役割分担が明確である組織となります。

　一方で、"③一番無駄が多い"部署は、No.2もしくは、No.6となります。もう、おわかりかと思いますが、「C＋CX」が極めて多く、仕事を抱え込んでいるか、人が育っていないなどで"何でも屋"になっている人が多い状況が推察されます。

　「C＋CX」が増えている。これは、都市部の急性期病院で離職者が多い部署によくみられる傾向です。〈看護師不足→マネジメント不全→人材育成ができていない→離職懸念の高まり〉という悪循環を断ち切るには、次の「4．段取り力の応用スキル：上手な委任」で取り上げる「委任スキル」の活用が極めて重要になってくるのです。

　また、「B＋BX」の投下時間が少なければ、目先の仕事優先で専門知識の拡充やスキルアップができていないため、将来的に生産性が低下する危険性が高いことを意味します。繰り返しになりますが、先にあげた平均値は、あくまで目安に過ぎません。そのため、同じ病院・施設内で1週間程度の投下時間の調査を行い、職務特性（病棟もしくは手術室などの分類）ごとに比較することで、自分の仕事のさばきかた、自部署の業務のありかたを、より具体的にイメージしてください。

⑤「突発的な仕事」を上手にさばく

　皆さんの多くは管理職かと思いますが、リーダー、主任、看護師長とマネジメントの仕事が増えるほど、忙しくなっていると痛切に感じているのではないでしょうか。この理由のほとんどは突発的な仕事が増えているということで説明がつきます。

　たとえば**図2-9**で看護師長の仕事をみてみましょう。「突発の仕事」のほとんどは、クレーム対応や急なスタッフの休みなど看護師長ならではの仕事です。ただ、ここで見落としがちなのがBの「後でやるべき仕事」です。Bには「自分一人」でやる仕事と「他人と共同」でやる仕事が入っていますが、「他人と共同」は相手との調整がいるので、スケジューリングされているものばかりです。一方で、「自分一人」は自分でコントロールできる側面があるため、どうしても優先度が低くなりがちで、締め切りギリギリで処理していることが少なくありません。大

図 2-9 看護師長の仕事（例）

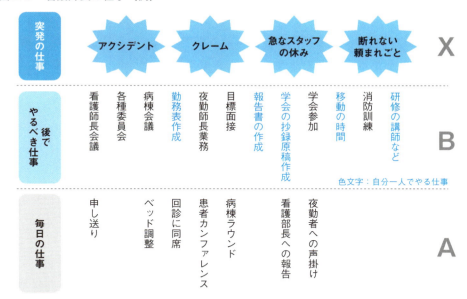

（原玲子：看護師長・主任のための成果のみえる病棟目標の立て方，p.203，日本看護協会出版会，2010．より一部改変）

　概の人はどうしても「難しい仕事より、やさしい仕事」「時間のかかる仕事より、すぐ終わる仕事」「重要な仕事より、期限の迫った仕事」「自分一人の仕事より、他人と一緒の仕事」を優先しがちなのです。

　では、この場合の看護師長はどうしたらよいでしょう？　まず、最初にやるべきことは突発的な仕事を増やさない努力です。つまり、自分でやるべきBの仕事のうち、自分一人で処理しなくてはならない業務をあらかじめスケジューリングすることです。ここで重要なのが、この"あらかじめ"になります。

　あなたのスケジュール帳を開いてみてください。そのスケジュール帳は他人との予定を中心に埋まっているということはありませんか？　たとえば、突然、医師などから「〇月〇日の10時に打ち合わせがしたい」と電話が入る。あなたは、おもむろに手帳などを開き予定を確認し、手帳などに何も書かれていなければ「その時間は空いているから大丈夫ですよ」という具合に返事をします。いつも他人優先で仕事をスケジューリングする典型的なパターンです。このような時間管理は、「自分一人」でやる仕事をないがしろにしたうえ、これらを他人とのスケジュールが入りにくい残業時間帯や、ゆっくり考えたい場合は持ち帰りの仕事に変質させてしまうのです。

　もうわかったと思いますが、今後は"自分へのアポイント"もあらかじめスケ

ジュール帳に記入するようにしましょう。段取り力のある人は必ず実践しています。さらに、先を見すえた方法として、Bにある「他人と共同」の仕事はスケジュール帳に"終わり"の時間を記入することです。これは2つの効果があります。1つは会議参加者などの他人に終わりの時間を意識させ、中身の濃い会議にすること。もう1つは、終わりが決まれば、直後のスケジュールを開放し、あなた自身が時間を有効活用できることです。

4. 段取り力の応用スキル：
　上手な委任

　あなたが管理職であれば、これまでの経験で、権限委譲や仕事の委任を進めることに躊躇するシーンが少なからずあったのではないでしょうか。その背景には、あなた自身が部下や後輩に期待する基準に無理があるのかもしれませんし、相手に気をつかい過ぎているのかもしれません。委任とは「仕事を他人に任せる」ことなので、委任をする人とされる人の間にあるコミュニケーションの取りかたで往々にして問題があり、双方のワークスタイル（志向性や行動パターン）の理解がとても大事です。

　さて、ここであなたに簡単な質問をしたいと思います。**表2-8**の5つの質問に、自分はいくつ当てはまるか、職場での行動を振り返ってみてください。

　あなたは、いくつチェックが入りましたか？　これは「できる人」が陥りがちな罠（思考の癖）をまとめたものです。もし、あなたが2つ以上当てはまった場合は、これから紹介する"委任スキル"をぜひ獲得してください。そうでない人も、部下・後輩育成の際にとても役立つので、再確認をしてみてください。

　委任をうまくするためには、まずコミュニケーションのとりかたに注意することが大切です。つまり、「2．パートナーシップ・マインドと段取り力」（p.55）で紹介した自分のワークスタイルを理解することが、課題認識の出発点になるのです。たとえばタイプAの人は「自分のほうが迅速に処理できる」と思っていたり、部下に対して「まだ、早い」と信頼しきれていない思いがあったりします。一方で、タイプBの人は人間関係に波風が立つのを嫌う傾向があるため、部下に気をつかい過ぎてしまったり、細かいことにこだわり過ぎることから、なかなか委任できない状況があったりします。しかし、仕事を任せないと自分の仕事が減

表2-8　あなたはいくつ当てはまりますか？

- □仕事の説明に、各自の適性と能力は関係ないと思っている
- □仕事の内容に関係なく、任せる（お願いする）人が同じになる傾向がある
- □任せた仕事でも、自分が考えた段取りで進行していないと「大丈夫かな」と感じる
- □自分でしたほうが早いので、つい任せたほうがよい仕事もやってしまうことがよくある
- □自分が部署内で一番（忙しい）仕事をしていると思う

らないばかりか、部下や後輩が育たないので、結局は厄介な仕事や難しい仕事は「できる人」に集中してしまうのです。

　委任する人は、常にすべての仕事を把握しておかないと、うまく委任できません。委任とはまさしく「仕事に人を貼り付ける」ことなので、「この仕事にはあの人」という適材適所に人を配置するためのセンスが問われます。そのため、仕事の流れがどうなっているのか、仕事を頼める人の現状（今やっている仕事は何か、委任する仕事の投下時間はどれくらいになるか、仕事をする余裕があるのか）を知っておかないと委任できません。そうでないと、仮に委任したとしても、期限に間に合わなかったり、委任された人のやる気を下げたりすることになる危険性が高いのです。

　また、委任するときには、なるべく「早い段階で委任する」必要があります。これは、時間的ゆとりを与えることで、部下であれば勉強することにつながりチームとして仕事の質を上げる1つの方法になります。そして委任のときには「仕事の全体像を説明しながら、その仕事をする理由と目的を理解させる」必要があります。これが委任された人のやる気に大きく作用するのです。なぜ自分がこの仕事をやるのかがわからないと、ストレスを感じたり、やる気が出なかったりするからです。

　説明の最後には「仕事の期限」をはっきり伝えることが重要です。そうでないと委任された人が、いつスタートを切ったらいいのか迷って、仕事が遅れる可能性が生じます。さらに、委任が終わったら、期日になるまで干渉を避けることも大事です。「あなたのことを信頼しているよ」という姿勢を見せれば、委任された人も安心して自分のペースで仕事ができるようになるからです（表2-9）。

表2-9　効果的な委任をするには

1．早い段階で委任する【テクニック】
2．仕事の全体を委任する【リスクヘッジ】
3．最終期日を設定する【リスクヘッジ】
4．途中での干渉は避ける【リスクヘッジ】
5．チェックポイントで確実なレビューをする【テクニック】
6．明確にブリーフィング（説明）する【テクニック】
　・ブリーフィングの内容（明確に伝え・確認すべき内容）
　　①その仕事をする理由、目的
　　②目標（量的・質的なもので、できるだけ具体的に）
　　③ほかの仕事との優先順位
　　④資源（必要となりそうな材料・人の紹介。そのほか予算など）
　　⑤最終期日：必要な場合は、その仕事をする際のチェックポイント

テクニック：委任の経験に伴い向上するスキル。
リスクヘッジ：委任した際に相手の責任感を醸成し完成度を高める。

（日本タイムマネジメント普及協会編：ビジネスコンテンツ700. より引用）

5. 【実践事例】看護職員の負担軽減および処遇改善への具体的取り組み

この章のまとめとして、岐阜県総合医療センター（以下、センター）ではどのように「働きやすい環境の整備」の実現に向け、パートナーシップ・マインドと段取り力を向上させているのか考察してみましょう（表2-10）。

まず、センターの看護部では現任教育のなかで"求められる看護師像"として、具体的に表2-11の4つを定めています。これは、「第1章　モチベーションを知らないでマネジメントはできない！」で学んだ内発性モチベーションの「自律性」を刺激する内容であり、仕事を通じた一つ一つの成果が自己決定力の向上につながり、さらなる成長を促すものといってよいでしょう。

表 2-10　岐阜県総合医療センターの概要

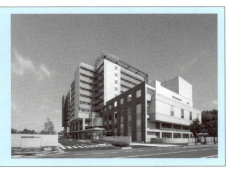

設置主体　独立行政法人
病院種別　一般病院
日本医療機能評価機構認定　あり（Ver.6.0）
機能・特質　基幹災害医療センター、地域がん診療連携拠点病院、エイズ拠点病院、地域医療支援病院、臨床研修指定病院
病床数　590床
職員数　1,438人（2016年4月1日）
看護職員数　717人（看護補助者を含め828人）（2016年4月1日）
看護体系　7：1

表 2-11　岐阜県総合医療センターが求める看護師と看護教育の展開

岐阜県総合医療センターが求める看護師	求められる看護師になるために、4つの力を身につける看護教育を展開しています。
1. 高度医療に対応できる観察力・判断力をそなえた看護師 2. EBNに基づく専門的技術と看護実践能力をそなえた看護師 3. 主体的に学びリーダーシップが発揮できる看護師 4. チーム医療におけるコーディネートができる看護師	1. **人間関係能力**：組織を活性化するために良好な人間関係を築くことができる能力 2. **看護サービス実践能力**：看護サービスを継続的に評価・改善し実践できる能力 3. **マネジメント能力**：組織の目標を達成するために必要な能力 4. **指導・研究能力**：専門職として技術を高め、さらに看護への科学的追及を行う能力

① 看護補助者の増員による本来業務へのシフト

表2-11の看護師像を実現すべく、働きやすい環境整備も着実に進めています。

> ・2010（平成22）年度から2014（平成26）年度にかけて、看護補助者（看護クラーク、看護助手）の採用を重ね、看護師が重篤な患者のケアに集中できる体制を整える。
> ・早出、日勤、遅出勤務の看護補助者は食事介助、ベッドメイキング、事務作業などの役割分担を明確にすべく、当該施設の看護職員としての看護補助者教育も徹底する。
> ・加えて、看護部として看護業務検討委員会を設置し、業務量調査、直接看護ケアの業務拡大といった組織横断の情報共有と方針管理を具現化する。

これらの取り組みの成果として、業務量調査結果では看護師の患者ケアと診療介助の業務が増加し、看護補助者の業務範囲も拡大しています。

ここで注目すべきは、看護師と看護補助者の取り組み姿勢、つまりは意識の垣根をつくらないように、看護補助者自身のモチベーションを教育と業務範囲の拡大によって内発化させるなど、成長実感を伴うような役割意識を高める取り組みと、推進責任者である管理職間の理解統一と方針管理を、同時に進めていることでしょう。

手順としてまとめると、①自院として求める看護師像を明示し、働きやすい環境づくりだけでなく、内発性のモチベーション喚起を行い、それらを看護師へ訴求すること、②看護補助者の採用・教育ともに力を入れ、看護の質向上に対する取り組みについて看護師との意識のギャップを解消すること、③管理職間の理解（定量的な成果の指標と生産性の向上の指針）を統一させ、部門横断の成功事例を浸透し定着させることです。これによってワーク・ライフ・バランスの実現を、生産性向上としくみ・体制強化の両面で推進していることになり、当該プロジェクトを進めるフレームワーク（枠組み）として大変参考になります。

さて、ここで振り返ってほしいのが、「1．看護部門のワーク・ライフ・バランス実現」の「ケース3：上手にやる（段取り力を上げる）」（p.52）で指摘した働きやすい環境づくりで満足してはいけないということです。いかに働きがいのある自律した組織に転換すべきか、センターの取り組みから学んでみましょう

（図2-10）。

　具体的には「①自院として求める看護師像を明示し、働きやすい環境づくりだけでなく、内発性のモチベーション喚起を行い、それらを看護師へ訴求する」と「④管理職のリーダーシップでさらなるワーク・ライフ・バランスの理想を追求し、新しいことにチャレンジする」について詳しく紹介したいと思います。

② 教育支援の拡充と業務負担の軽減に向けた取り組み

　センターでは"求める看護師像"（表2-11）であげられている「主体的に学びリーダーシップが発揮できる」ための教育環境も充実させています。看護協会での研修会などに全員が年1回出張などで希望通り参加できるだけなく、eラーニングを使った「いつでも、どこでも看護技術、著名な講師陣による最新の講義が学べる」環境を整備しているのです。また、認定看護師・専門看護師には、継続教育の費用のほとんどをセンターが支援することで、25人以上の資格保有者が日々スキルと知識の向上に努めています。

　2002（平成14）年から看護師が自主的に取り組んでいる"エキスパート・クラブ"は、自身が極めたい知識や技術を部署横断で学ぶもので、認定看護師・専門看護師が講師や運営責任者を担い運営していましたが、今では6つの看護実践専門分野のコースが院内認定カリキュラムとして組織的な取り組みに格上げさ

図2-10　ワーク・ライフ・バランスの取り組みを自院の強みにつなげるステップ

①自院として求める看護師像を明示し、働きやすい環境づくりだけでなく、内発性のモチベーション喚起を行い、それらを看護師へ訴求する。

②看護補助者の採用・教育ともに力を入れ、看護の質向上に対する取り組みについて看護師との意識のギャップを解消する。

③管理職間の理解（定量的な成果の指標と生産性の向上の指針）を統一させ、部門横断の成功事例を浸透し定着させる。

④管理職のリーダーシップでさらなるワーク・ライフ・バランスの理想を追求し、新しいことにチャレンジする。

ワーク・ライフ・バランス推進が自院の強みを際立たせる

れ、115人の参加者たちが自己研鑽しています。もちろん、認定看護師・専門看護師の活躍場面が増えることと、コース参加者は目指したい看護師像が所属部署の外でも発見できるという一挙両得なメリットも見逃せません。

　また、OJT（現任教育）を通した新人看護師の育成環境にもこだわりがあります。一般的には、現場での指導や相談役として、先輩看護師がマンツーマンでつくプリセプター制度を導入していますが、センターでは以前にプリセプター自身がプレッシャーとそれによる疲弊から離職懸念が高まりました。こうしたことを解消するために、議論を重ね、エルダー制度（マンツーマンでなく、チームで支えるしくみ）を独自の育成環境として構築しています。

　"エルダー"は新人看護師の相談相手となり、仕事に関することや学習方法、精神面、生活面など広範囲にわたり相談・支援を行い、3年目看護師が任命されます。ここまではプリセプターの役割と同じと思われるかもしれませんが、**図2-11**にあるように、そのほかに実践教育を行い、評価・フィードバックする実地指導者（4年目以上のスタッフ全員）、実地指導責任者（新人看護師の到達状況を把握し、プログラムの評価修正を行う）、アドバイザー（部署の新人教育プログラムの立案、評価の責任者）がおり、部署教育担当者とともに、部署全体で新人看護師を支えていくことで、一人ひとりていねいにフォローするだけでなく、教育方針の一貫性もきちんと保っているのです。

　センターではこうした組織的な支援や学習環境を様々な方法で用意することで、継続勤務意向を高めるモチベータ（成長欲求）を上手に刺激できており、"できるナース"が定着するしくみとしては非常に効果的に機能しています。

　同時に、業務負担の軽減に向け、看護師長会で夜勤・交替制勤務の検討を重ね、16時間勤務から、12時間勤務を試行・導入するだけなく、部署の状況に併せて10時間勤務、14時間勤務も試行・評価・導入するなど、看護師長主導で柔軟に対策を講じています。また、看護記録などの負担軽減のため、全病棟にスポットチェックモニタ（血圧、脈拍、体温、SpO_2の測定データを電子カルテに自動送信する機器）を導入し、作業の効率化を図っているのです。

　こうした全包囲的な「ワーク・ライフ・バランスの新しい取り組み」を看護部と看護師長の強いリーダーシップによって継続的に実現していることが、風通しのよい組織風土にするだけでなく、データに基づいた改善活動を進めながらも、さらにチャレンジしていくことで、組織の発展を下支えする"創造・変革力を高める"ことを実現しています。

　つまりは「ワーク・ライフ・バランスの理想像を追求することで、看護におけ

図2-11 新人看護師の育成環境「エルダー制度」

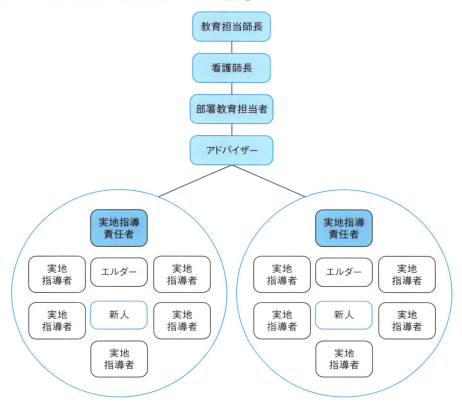

る自院の強みをより鮮明にしていく」経営戦略であり、患者に向けた自院ブランドの強化といえるでしょう。

③ モチベーション調査で検証し、PDCA^(注3)を回す

センターではモチベーション調査を2012（平成24）年度から実施し、教育の効果性や組織開発のレビュー（評価）に用いています。この調査は、ジェイティービーモチベーションズが開発した「『やる気』分析システムMSQ（Motivation of Status Quo）」というもので行います。これは、やる気を数値化し、その高さ、要因を明らかにするアンケート式の調査システムです。やる気の高さを「モチベーション・チャージ」というスコアにより100点満点でどれくらいかを析出します。さらにモチベーション（やる気）の中身がわかる「モチベーション・スタイ

(注3)PDCA：plan（計画）→do（実行）→check（評価）→action（改善）の4つを繰り返すことで業務の継続的な改善へと導く。

ル」を可視化することによって、モチベータ（p.4を参照）で問題の所在や改善ポイントを定量的に把握することが可能です。

〈1〉能力開発を評価に取り入れることで、モチベーションの内発性を高めた部署A

　部署Aの2013（平成25）年度の調査結果では、モチベーション・チャージ（Chr.）が60.8Chr.（院内平均：64.5 Chr.）と低く、「内発性のモチベータを育成すること」が重点施策でした。その結果を受けて、当該部署の看護師長がまず取り組んだのが、各自の目標設定に"教育機会の活用"を積極的に取り入れたことです。結果として、前述した院内認定カリキュラムである看護実践専門分野コースでは18人のスタッフ全員が修了・認定されています。看護部全体でも5分の1程度の修了者数ですから、看護師長の方針徹底が奏功したことは間違いないでしょう。

　図2-12の調査結果では、2014（平成26）年度は67.1 Chr.と大幅にモチベーションが上昇しており、組織の活性化が確認できます。さらに、様々なモチベータが右上にシフトし、関心・満足ともに上がる底堅いモチベーションの中身となっています。具体的には、典型的な内発性である、仕事に対する「適職」モチベータが昨年度は右下にあったものの、満足度が向上し、モチベーションを支える要因となっています。

〈2〉PNS（パートナーシップ・ナーシング・システム）導入を決断した部署B

　部署Bは若年層が多く、2012（平成24）年度の調査では外発性のモチベータの「プライベート」「人間関係」「環境整備」が、かろうじてモチベーションの支えでした（**図2-13**の色のだ円ゾーン）。そのため、若年層を中心に役割意識を高め、看護師としての目標を再確認することが調査結果としての指摘事項になっていました。この結果を受けて、当該部署の看護師長はセンター初の試みであるPNS（パートナーシップ・ナーシング・システム）を他部署に先駆けトライアル導入し、試行錯誤の後に、今ではモチベーション・チャージが65.4Chr.と組織風土がよくなっています。

　ここで注目したいのが、若年層が多い組織で段取り力を高める「環境整備（マニュアル・手順の充実）」、チームワークを強化する「人間関係」、そして、ワーク・ライフ・バランスの取りやすさを示す「プライベート」の3つがそろって改善し

図 2-12　A 部署の事例：モチベーション調査結果（2014 年度）

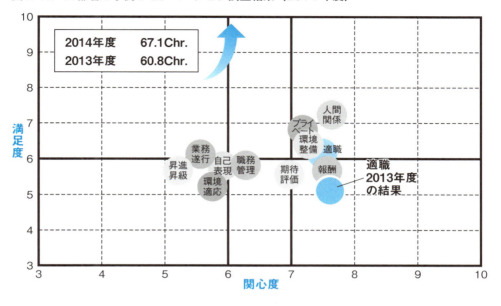

図 2-13　B 部署の事例：モチベーション調査結果（2014 年度）

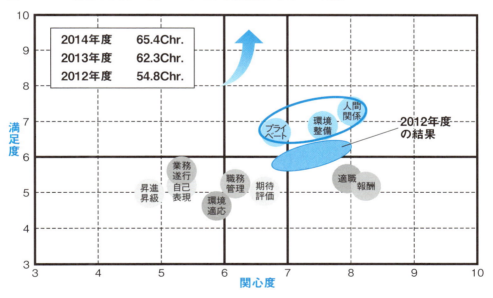

ていることです。組織の年齢構成に目をつけた、即効性のある施策展開といえます。

5　【実践事例】看護職員の負担軽減および処遇改善への具体的取り組み

④ 判断力を高め、変化対応力を強化する組織診断の活用

　さて、センターではこうした新しい活動やしくみを、どのように迅速に決定し、効果に自信をもって取り組んでいるのでしょう。まず、課題解決の糸口を探り、専門的な視点で施策導入の効果検証を試みるワーキング・グループ活動があります。専門性や課題意識の高いごく少人数の部門横断組織なので、柔軟かつスピーディに運営されています。

　これは、一般企業でも新規事業や新商品を生み出す際に非公式に新規事業を模索する小集団活動"スカンクワーク"という手法に似ています。スカンクワークとは、社員が本来やるべき業務以外の自主的活動であり、そのため自由闊達に議論と活動が推進され、変化対応力が高くなります。ここでの留意点は、業務外活動であるがゆえに、参加者の上司による苦言や組織的なルールなどの縛りがあると成果が出にくいということです。

　社員の創造性を喚起し、事業の発展を目指す企業では、就業時間の２割程度の時間をスカンクワークとして費やすことを公認している例もあり、取り組みを効果的に用いています。

　センターは、こうしたワーキング・グループ活動の報告を受け、看護部としての正式な活動体として必要な場合は、ワーキング・グループから委員会などに格上げします。現在では看護部独自のものとして16もの委員会や会議体が構成され、柔軟で迅速なボトムアップ型の意思決定を促進しています。

　また、2012（平成24）年から導入しているモチベーション調査も、結果のよし悪しを論評するだけでなく、看護部と目標設定をすり合わせる"部署アセス"において、各部署の取り組み結果の効果の確認や、今後の教育施策における示唆（ニーズ）を看護師の就業意識として実態把握に役立てています。

　看護師長以上の調査報告会では全体の結果だけでなく、各部署の現状と課題が抽出され、特に改善が著しいモデル部署を深く分析することによって、看護部も含めた管理職間での客観的な情報共有と組織開発の方向性について認識合わせをしています。これによって新任の看護師長でも実践的なマネジメントの引き出しが増えます。

　2012（平成24）年度にモチベーション調査を導入してから３年間は救命救急センター、心臓血管センター、がん医療センター、女性医療センター、母とこども医療センターといった５つの重点医療を拡充するべく取り組み、看護職員は順

図 2-14　モチベーション調査導入後の看護職員数と離職率の推移

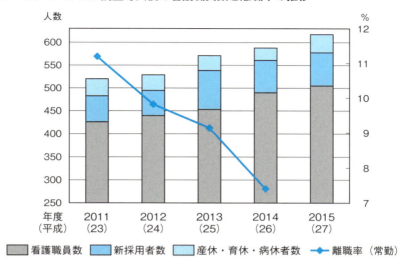

調に増え、離職率も大幅に低下しています（**図2-14**）。

　最新の2014（平成26）年度調査結果を受けた取り組みは、BSC（バランスト・スコアカード、p.113参照）と目標管理の質向上です。

　これによって、部署としての中長期の取り組みを強化し、看護師一人ひとりの成長欲求を高めていくことが、地域の高度医療を支える看護体制につながっていくことは間違いないでしょう。

（「5.【実践事例】看護職員の負担軽減および処遇改善への具体的取り組み」の初出　永瀬隆之：看護職員の内発性モチベーションを高めるWLB，「雇用の質」向上の取り組み［2］；ルポ1岐阜県総合医療センター，機関誌JAHMC，26（12）：18-21，2015）

参考文献
* 1　行本明説, 谷川昌司：金融機関支店長のための仕事力養成講座, 東洋経済新報社, 2011.
* 2　永瀬隆之：組織とスタッフの活力を高めるモチベーション・マネジメント；いまの20歳代看護師の働きがいはどこにある？, 看護展望, 38（13）：1190-1195, 2013.
* 3　太期健三郎：確実に効果が出る！事務部門の業務改善, 月刊総務, （11）：64, 2012.
* 4　行本明説：魔法のシートで行う驚異のタイムマネジメント, 東洋経済新報社, 2011.

第3章

一人ひとりが輝き続ける育成環境のつくり方

第3章の構成

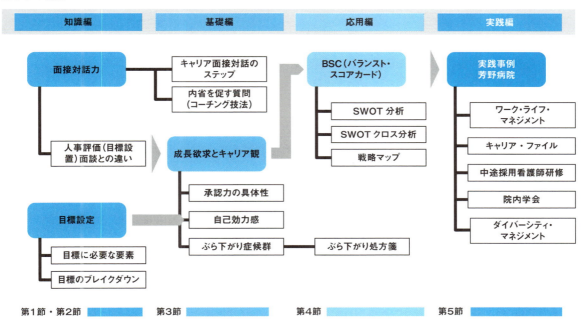

1. 面接対話力が上司と部下の信頼関係を築く

本章での本題に入る前に、まずは皆さんにおうかがいします。看護師長、主任といった管理職の人たちは、スタッフとのコミュニケーションは十分にとれていると感じていますか？

ここでいうコミュニケーションとは、仕事上の報告・連絡・相談はもちろんのこと、各スタッフの仕事に対する「やる気のもと」を理解し、刺激しているかということまで含みます。

看護の現場は毎日がとても忙しいので、「スタッフ一人ひとりに行き届いたコミュニケーションがとれている」と自信をもって答えられる人は、あまりいないのではないでしょうか？

では、スタッフとのコミュニケーション、とりわけ「やる気のもと」を理解し、刺激できていない状況が続くと、マネジメントにどんな影響が出てくるのか、「第1章　モチベーションを知らないでマネジメントはできない！」で学んだモチベーション理論を用いて、皆さんと考えてみましょう。

① 20歳代後半にありがちなモチベーション・ダウン

フェアアンドイノベーションが調査した地方都市部に立地する急性期の総合病院（約150床）で、比較的モチベーションが高い20歳代後半の看護師（スタッフ、女性）に、**図3-1**のような状況がありました。これは20歳代後半の看護師によくみかける個人の診断結果ですが、モチベーションの状況を検討してみましょう。

まず、本人のモチベーション自己評価は100点満点中80点となっています。自己評価で80点以上を回答する人は「自分のモチベーションが高い」と感じているといってよいでしょう。また、**図3-1**のグラフ下段には外発性・内発性の傾向チャートがあり、やや外発寄りであることがわかります。

では、散布図で具体的に「やる気のもと」を考察してみます。**図3-1**の散布図

図3-1 20歳代後半の看護師におけるモチベーション・スタイル

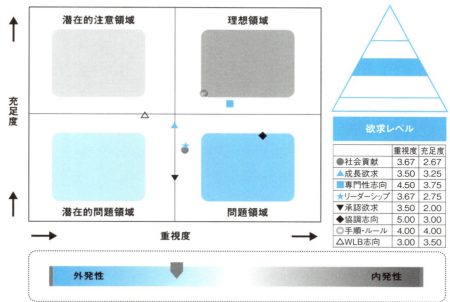

　は、皆さんが「第1章」で確認した"モチベータ診断"の点数を5点満点とし縦軸の充足度に、横軸ではそれぞれのモチベータについて重視度を異なる設問で析出しているものです。このチャートからわかることは、最も重視しているのに充足度がそれほど高くない「協調志向」（図3-1の右下の数値表を参照）がモチベーションを引き下げる要因になっていることです。

　一方で、充足度がそこそこ高い「専門性志向」と「手順・ルール」は重視していることもあり、モチベーションを支えている要因につながっているといえるでしょう。

　また、図3-1の右上の三角形はマズローの欲求段階説（p.13参照）で、どのレベルまでモチベーションにつながる欲求が高まっているかを示しています。

　以上のデータから今後の課題を洗い出してみると、次の3つのことが人材育成上の懸念として浮かび上がってきます。

①モチベーション高く、「専門性志向」を磨き、「手順・ルール」をきちんとすることがやる気のもとになっている。
　→「協調志向」や「承認欲求」といった、チーム医療の実践に欠かせない

モチベータが充足されていないため、孤立しているように感じたり、周囲から独りよがりに見えているかもしれません。外発性寄りということも、モチベーションが低下しやすいという懸念を残します。

② 20歳代後半の中堅層に求めたい次のキャリア（内発的モチベーション）について、どうアドバイスするか？

→組織運営や人材育成の視点から、この年代には、ぜひとも仕事に対する改善意欲や専門領域でのリーダーシップを発揮してほしいところですが、「リーダーシップ」や、さらなる「成長欲求」は共に萎縮傾向（重視度と充足度が低め）です。果たして、今の病院でキャリア・パス（業務経験を積む道筋）は描けているのでしょうか？また、上司とキャリアについて合意が図れているのでしょうか？

③ モチベーションは高いものの、次のステップ（マズローの欲求段階）が不透明。

→看護師の多くが女性であり、20歳代後半ではライフイベントに絡んだ悩みを抱えがちです。しかし、多くの医療現場では看護師長、主任がこうしたスタッフに寄り添ってキャリア・パスを一緒に考えるシーンがほとんどありません（**図3-1**の事例でも「承認欲求」は高まっていません）。実は看護師にとって、患者以上に同僚、先輩、上司といった同じ専門職の人たちからの承認や導きがとても大切です。それによって成長欲求を刺激しながら、病院でのキャリア・パスをイメージすることで、適職感をより高めていけます。承認欲求を充足させることが、適職感につながりやすいというのは看護師を対象とした調査研究でも明らかになっています[1]。

では、管理職として、とても忙しく時間のない中で、スタッフの「やる気のもと」を理解し、刺激するようなコミュニケーションをとるには、どうしたらよいのでしょうか。数人の部下をみている看護師長や主任であれば、意識すればスタッフ一人ひとりと、より深くコミュニケーションをとることは可能ですが、実際には10人を超えるスタッフや20人以上に及ぶスタッフを束ねる管理職が多いのではないでしょうか。

これまでのコンサルティングの経験からは、まず人事面談を充実してみることをお勧めします。年に1～3回の人事評価（目標設定）面談を、スタッフの一人ひとりと実施していると思いますが、それとは別にキャリア面談を実施すべきと

いうことです。

　もちろん、これまで以上にスケジューリングが困難かと思われますが、看護師長、主任で年代に応じて分担するなど、確実に一人ひとりとコミュニケーションの機会を平等に確保することが、とても重要なメッセージとして伝わり、互いの信頼感が深まるのです。

　ハーバード・ビジネススクール教授のT．M．アマビール（Teresa M. Amabile）は「知的労働者のモチベーション心理学」の研究成果として、上司の行動で最も重要なのは、日頃から部下の肩を叩いてほめたり励ましたり、また職場を楽しい雰囲気にしたりしても、あまり意味がなく、いちばん大切なのは「仕事を進捗させること」、そして「人間として尊重すること」の2つであるとしています[*2]。

　また、「仕事を進捗させること」で最も重要なのは、具体的な目標を設定することであり、その仕事の重要性を、はっきりさせておくこととしています。これは、皆さんが年度ごとに取り組んでいる"目標設定面談"にほかなりません。

　一方で、「人間として尊重すること」について、近年の労働環境の変化をあげています。つまり、現代の知識労働者は以前に比べて、職場にいる時間が長くなっているだけでなく、職場以外でも仕事のことを考えることが増えているという状況です。これにより、仕事のことが生活全体に占める比重が高くなり、本人が職場にとって価値ある存在として尊重されることは、今まで以上に重要になってきているのです。

　こうしたことを踏まえ、以下では、現状の人事面談にありがちな問題点を提起した後、キャリア面談の実例を交えながら、その手法と効果を紹介します。

② モチベーションからみた「人事評価（目標設定）面談」

　一般的に上司と部下の人事面談には、①期初に目標設定するための面談、②期中（半年後）に経過観察もしくは目標設定の確からしさを検証し、目標を見なおしたり事実認識の相違を改める面談、③期末に部下の自己評価をもとに上司と事実確認し評価結果を確定する面談、の3つの場面があります。

　ここで、スタッフ（被評価者）のモチベーションで、問題になりそうなポイントをいくつかあげてみましょう。

・例年、定められた時期に全スタッフと面談する必要があり、短時間では上

> 司からの期待や気になっていることを一方的に伝える面談に陥りやすい。
> →自分で考えぬく力や探求心といった内発性のモチベーションが喚起されにくい。
> ・単年度の目標設定と評価検討が主目的であるため、スタッフに対する中期的な育成方針やキャリア・プランの合意は暗黙の了解になってしまうことがある。
> →スタッフの中期的な成長欲求（実感、予感）が満たされない。
> ・"人事面談＝報酬や処遇の決定"と受けとられがちで、部下であるスタッフが業務遂行上の自身の考え（悩み）やキャリアに対する本音を話しにくい。
> →上司と部下の深い信頼関係を構築しにくい。

　人事面談のイメージは、看護師長、主任の立場にある人でも、自身のスタッフ時代を思い返せば、「相談」や「話し合い」の場面というより、上下関係を強く感じる「上司から自分に向けられたメッセージを受けとる場」ではなかったでしょうか。

　では、キャリア面談を別途セッティングする目的は、何で、どういった手順で進めると効果的なのかを、次に紹介したいと思います。

③ モチベーション・アップのための「キャリア面接対話」

　ここではキャリア面談といわずに「キャリア面接対話」としています。なぜなら"面談"という響きには一方通行的なイメージがあり、キャリア面談の本質である"話し合いの姿勢"がスタッフ（部下）に感じてもらえないからです。

　まずは手順と合わせながら、ある病院での実践例を参考に、スタッフのモチベーションにどう影響したか、その効果を解説します。

〈1〉ステップ1：上司が行うキャリア面接対話の準備

　キャリア面接対話で最も重要なのが、上司の準備になります。上司はスタッフと面接対話を実施するに際して、スタッフの日々の行動評価はいったん棚上げします。人事評価ではないので、まずは本人の志向性（キャリア・イメージ、モチベーションの拠り所）を仮説として思い浮かべ、面接対話をイメージしておくことが大切です。

このときに、「第1章」で紹介したモチベータ診断（p.8-9、**表 1-1**）などを事前に回答してもらい、先入観をもたず客観的に評価しておくと話し合いのテーマを絞りやすくなります。

〈2〉ステップ2：キャリア面接対話の目的は事前に伝える

キャリア面接対話の目的を、事前に理解してもらったうえで話し合いを進めます。ここで例としてあげている病院では、キャリア面接対話の目的を、①スタッフと今後のキャリア・イメージを一緒に描き、今後のモチベーションを維持・向上させること、②①を看護の質向上につなげるために、上司としてサポートできることがないかを明らかにすること、にしました。

キャリア面接対話の目的は、病院や職場の状況によって変えてもよいですが、"中長期の視点であること"と"病院とスタッフの価値観を共有する場であること"を盛り込むことを勧めます。本来は人事面談で取り上げる重要なテーマなのですが、抜け落ちてしまうことが少なくないからです。

〈3〉ステップ3：キャリア面接対話を進めるための留意点

・**スタッフの話を聴く**
　あなた自身の考えや指示などを口にすることは最低限にとどめ、スタッフの話をできるだけ引き出します。

・**スタッフの気持ちを引き出す**
　感情を表現した言葉、たとえば「緊張した」「うれしい」「いやだった」などに着目し、具体的に聴きます。
　例：スタッフの「緊張した」に、「そうですか、緊張していたんだ。どうして緊張したのでしょう」と、さらに掘り下げる質問をする。スタッフの「仕事を押しつけられているように感じる」に、「特にどういうときにそう思う？」「押しつけられている、というと？」と、その内容を具体的に聴く

〈4〉ステップ4：内省を促す質問を多用する

面談で話が続かなくなって、面談する側がたくさん話してしまったり、予定時間より早めに切り上げた経験はありませんか。これでは、せっかく1対1でじっくり話し合える機会も、まったく生かされません。面談する側が相手よりたくさん話したり、ほかの人の面談より早く終わってしまうことは、部下のモチベーションを下げかねません。部下は面談でふだん話せない悩みを打ち明けたり、ほかの

人と同様に（公平・公正に）自分と接してくれているかを確認したいものです。

では、どうしたら部下が本音を話しやすいように導き、さらには対話のなかで相互理解を深めることができるのでしょうか。そのためには、内省を促す質問を用いたコーチング技法を使うことが効果的といえます。特に、次にあげる拡大質問、未来質問、肯定質問を組み合わせた面接対話を進めましょう（**図3-2**）。

・**特定質問と拡大質問**

「はい」「いいえ」で答えられる質問が、特定質問（クローズドクエスチョン）で、「はい」「いいえ」で答えられない質問が**拡大質問**（オープンクエスチョン）です。

　特定質問の例：あなたがやろうとしているのは〇〇ということですか？

　拡大質問の例：あなたが達成感を感じるのは、どういうときですか？

・**未来質問と過去質問**

未来の目標達成に向けて、上司として支援していくことを目的として聞く質問を**未来質問**といいます。過去に起こった出来事に注目して、その事柄について聞く質問を過去質問といいます。

　未来質問の例：この方法を実行した場合、どういう結果が予測されますか？

　過去質問の例：そのとき、どういう対応をしたのですか？

・**肯定質問と否定質問**

肯定的な語句を使って行う質問を**肯定質問**といいます。逆に否定的な語句を使って行う質問を否定質問といいます。

図3-2　内省を促す質問（コーチング技法）

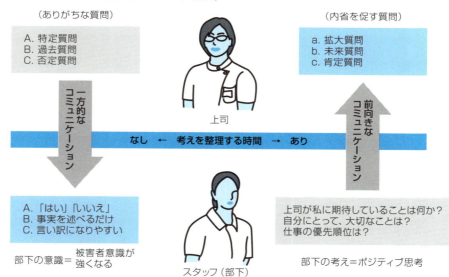

肯定質問の例：まず何からはじめたらいいと思いますか？
否定質問の例：なぜ、うまくいかないのですか？

〈5〉キャリア面接対話の効果

キャリア面接対話の効果には、次のようなものがあります。

- スタッフは自らのキャリア・イメージをもって上司と話し合ったことで、自身がモチベーションを意識し、自律的にモチベーションを向上させることができます。
- 上司は人事評価とは異なる視点でスタッフと接することができ、プライベートや職場の人間関係など、ふだん聞けない悩みや仕事に対する価値観など深い話ができます。
- 上司がスタッフの意見や、自分とは考えの異なる背景などを聞き出せ、意識のギャップを解消でき、今後のスタッフの指導や育成に役立ちます。
- 継続的にキャリア面接対話を実施することで、スタッフに内省を習慣づけ、**図3-3**にある内的帰属傾向の強い人材を育成することができます。
- 副次的効果としては、上司である看護師長や主任が、スタッフのモチベーションが高まっている状態を目の当たりにすることで、自分自身もモチ

図 3-3　帰属理論

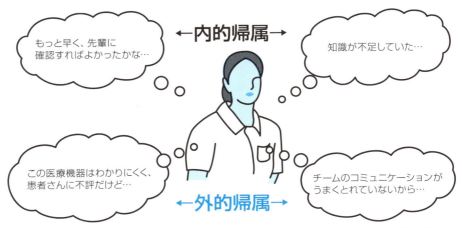

私たちは物事の要因を、自分の努力や能力（内的帰属）もしくは課題の難しさや運（外的帰属）などに求める傾向があり、内的帰属傾向の強い人の能力が、より伸びるといわれています。

> ベーションが高くなってきます。これをモチベーションの伝播性といいます。

次に、キャリア面接対話が終了した後の看護師長のコメントを紹介します。

> ・本人の未就学児の母親という面から、仕事をやりきれていない自己評価につながっていることが確認できた。もともと人望が厚いスタッフなので、自分がサポートしつつ、当面は業務時間内での目標設定を一緒に考えていくことを合意し、互いに満足できた。
> ・自分なりにスタッフとの面接対話を想定し、普段の人事面談とは違う和やかな雰囲気を意識して臨んだ。その結果、スタッフが今まで聞いたことがない出来事や思いを話してくれて、スタッフによってモチベーションが様々であることを実感できた。当病棟の場合は外発的モチベーションである承認欲求が共通課題であり、看護師長として積極的にかかわるべきだと痛感した。
> ・家庭の事情から日勤勤務であることで、残業制限や研究などの自己啓発ができないことに周囲がどう感じているか、心配そうだった。今後は看護学習を深めることを積極的にできるよう一緒に考えていこうと本人に伝えた。中途採用者であり、経験的には主任レベルであることから、管理職への志向性を継続的に面接対話で確認していきたい。
> ・一人ひとりのスタッフと、こんなに深く話をしたことも初めてで、スタッフについて今まで見えてこなかった新しい発見や思いに触れることができた。スタッフからも前向きな言葉をもらい、話し合っている自分も元気をもらった感じがしている。

いかがでした？ 明日からでも、部下との面接対話を試みたいと感じたのではないでしょうか。

2. モチベーションを高める目標設定

　モチベーションは「第1章　モチベーションを知らないでマネジメントはできない！」で学んだように、"活力の集合体"であり、"行動を引き起こす源泉"を指すため、短期的な意味合いを強く感じます。実際にモチベーションには可変性という特性があり、働く環境や仕事内容によって短期的に変わることがよくあります。一方でキャリアは、看護師にとって「長期的な働きかたであり、成長のプロセスやその結果」になります。

　皆さんは管理職としてスタッフと面接をしているときに「この人はどんな看護師を目指しているのだろう」「今の高いモチベーションを継続してもらうには、どうしたらいいのか」と思いをめぐらせていることはありませんか。

　経営学では、モチベーションとキャリアをつなぐ重要な役割を"目標"という概念でしばしば位置づけています。目標には、月間や年間といった時間軸が定められているため、やるべきことが具体的であり、目標を達成した結果として実行した本人の成長実感を伴います。

　また、年間の目標に向かって、看護師一人ひとりが日々がんばって積み重ねた努力の成果が、病棟の目標達成につながり、病棟や部署の総合的な目標達成が看護部門の目標、ひいては病院理念の実現につながってきます。つまり、目標は最も魅力的でパワフルな成長の道しるべともいえるのです。

　ここでは、部下の目標設定に求められるものと、モチベーション上の留意点を整理してみましょう。

① 目標設定に求められるもの

　図3-4の目標設定の説明にあるように、個々人の目標達成を病院（看護部）の目標達成につなげるには、「全組織の目標と連鎖していること」と本人と病院（看護部）が「目標内容に合意していること」が非常に重要です。また、①課題・目標（何を）、②達成基準（どのレベルまで）、③期日（いつまでに）、④行動計画（ど

図 3-4　目標管理制度の役割

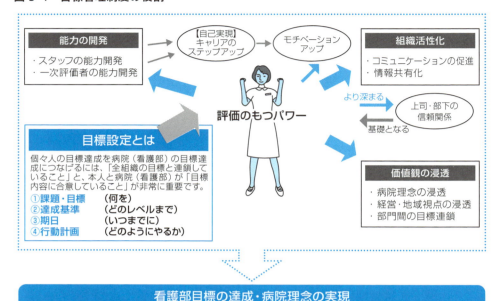

のようにやるか)が明示されていることが求められます。

　また、目標設定というと、すでに自院で運用している「目標管理制度」を想像する人も多いと思われますが、これは経営学者のP．F．ドラッカー（Peter F. Drucker、1954）が著書[*3]で提唱したもので、日本では広くMBOという略称で認知されていますが、この原文では"management by objectives and self-control"です。この原文にある"self-control"（セルフコントロール、自己統制）という考えかたが、運用面でよく抜け落ちています。

　目標管理制度（MBO）は、目標を1つの道具として活用しながら、マネジメントを効果的に、その「セルフコントロール」を主体として進めていくしくみであることが必要であり、決して上司から押しつけたり、指示したりするという類のものではありません。

　目標がモチベーションに及ぼす効果を心理学的にアプローチしているものとして、心理学者のE．A．ロック（Edwin A. Locke）とG．P．レイサム（Gary P. Latham）によって1984年に提唱された目標設定理論があります。ここではそうした理論を参考に目標に求められる特性を4つあげ、モチベーションをいかに向上させるかをみてみます。

〈1〉目標の難易度

　目標は高いほうが挑戦意欲をかき立て、内発性のモチベーションを喚起しやすい特性があります。しかし、高すぎる目標は、かえってやる気を削いでしまったり、あきらめ感につながりかねません。スタッフと話し合う際は、背伸びをすれば届くような「ストレッチ目標」（少し高い目標）をぜひ意識してください。あくまでも定量的な目安ですが、前年実績に対して2～3割増しくらいのイメージです。

　心理学者のD．マクレランド（David McClelland、1976）によれば、部下本人の主観的な見かたとしては、成功・失敗の確率が五分五分でモチベーションが喚起されます。

〈2〉目標の具体性

　目標に対してベストをつくすというのは職場の管理者、スタッフで互いに合意していることですが、その方向性や取り組みかた、内容に関しては、それぞれの立場（管理者、スタッフ）の違いから認識ギャップが生じやすくなっています。より具体的に目標設定することは、あいまいで大まかなものよりも行動を明確に方向づけ、何よりも期末の評価で信頼関係を確実にするものです。

　フェアアンドイノベーションの調査では、若年層が多い組織ほど上司と部下の信頼関係が求められ、モチベーションだけでなくチームの段取り力にも大きく影響するという結果が出ています。

〈3〉目標へのコミットメント

　目標設定は、必ずしも本人の考えだけが反映されるものではありません。病院、所属組織として期待していることや、様々な環境与件により、本人が意図しない内容が含まれることもあります。そうした場合は、本人に当事者意識とこだわりをもって取り組んでもらうようにする必要があります。

　コミットメント（必達への意欲）を高める方法は、①公正で納得性のある説明、②上司による確かなサポート、③実行途中での調整やアドバイス、④必要な場合の教育的支援などがあります。

〈4〉目標の受容性

　時には到達が難しい高いレベルの目標を設定せざるを得ないケースもあります。リーダーシップ研究のR．リッカート（Rensis Likert、1961）によれば、

部下一人ひとりを尊重し、支援し、部下につくす気持ちで接する原則「支持的関係の原則」を守るなら、上司が設定した、かなり高い目標でも受容されやすくなります。

つまり、目標設定面談はもちろんのこと、上司と部下の日頃の強固な信頼関係が困難に立ち向かうモチベーションを支えてくれるのです。逆に信頼関係が脆弱だと、部下には「仕方なくやる」という、やらされ感が強くなり、モチベーションの低下にもつながってしまいます。

② 目標のブレイクダウン

病院が掲げた目標や方針に沿って、看護部、部署、個々人の目標に落とし込む作業を方針展開といいます。しかし、病院や看護部が掲げる目標は抽象的な表現であったり、最終的な到達点のみが示されていることが多いため、部署単位、個人単位に目標が設定される際には、結局、部署や個人の関心事を中心に目標設定したり、前年度の焼きなおしに留まってしまうことがよくあります。

抽象的な上位にある目標を実現するためには、目標をブレイクダウン（細分化）し、部署単位での役割や具体的な機能に置き換えていく必要があります（**図3-5**）。実務レベルの目標は業務の視点で細分化されるので、自ずと病院や看護部目標との距離感が拡がります。したがって、上位目標とのつながり（意味づけ）を明確にし、実行計画を含めて、より具体的に提示することが肝要なのです[*4]。

個々人の目標は本人のキャリア開発とも密接にかかわるため、目標管理用のシートとは別に「能力開発シート」や「キャリアファイル」などとして準備し、目標設定時に職場の管理者とスタッフで中・長期目標から短期目標へ認識合わせをしておくことが、目標に対するいっそうの動機づけになります。こうした目標のブレイクダウンは、組織貢献とキャリア開発を俯瞰できるので、モチベーションを高め、目標への関心度や達成への意欲を強めることにつながります。

事例研究：上司の部下に対するかかわりが離職意向に大いに影響する？

厚生労働省が2011（平成23）年に実施した「看護職員就業状況等実態調査結果」で上司の関与や信頼関係を考察してみましょう。

退職経験者の「退職理由」（**図3-6**）を多い順にみると、出産・育児、結婚といったライフイベントに次ぎ「他施設への興味」「人間関係がよくないから」になっています。

図 3-5 目標のブレイクダウン

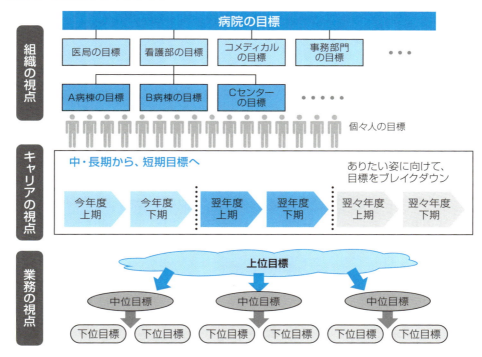

図 3-6 退職理由（主な理由 3 つまで）

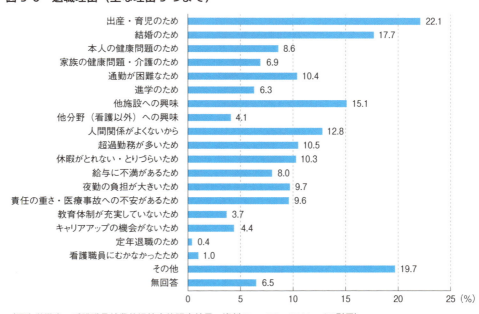

（厚生労働省：看護職員就業状況等実態調査結果，資料2，p.28，2011．より引用）

一方、「就業継続等に関する相談相手」（図3-7）の調査では、これまで相談をした相手、今後相談したい相手は飛び抜けて「職場の上司」です。

　これらの結果から、ライフイベントはやむを得ない事情としても「他施設への興味」「人間関係がよくないから」という悩みに対して、上司である看護師長に相談したにもかかわらず退職に至っている可能性が高いということが推察され、日々のかかわりかたがクローズアップされます。

　それでなくても、30歳前後といった現場の主導的な立場にある看護師は、厚生労働省が描く「2025年に向けた医療提供体制（病床機能再編）」において、組織改革の中心にあり、疲弊感が増しつつある病院が少なくありません。

　また別の視点から考察すると、筆者が企画に携わった「看護師の就業意識調査」（JTBコーポレートセールス、2013年10月実施）の結果では、20歳代（勤続4年以上）の看護師211人中の4割強は、上司である看護師長に親身になって相談にのってもらっていると答えています。

　これらの結果から、私たちが留意すべき点は2つあります。①看護師長とスタッフの対話が日々の業務や短期的な話題に終始してはいないか、②4割の看護師が看護師長とのコミュニケーションに満足しているようですが、残りの6割はどう感じているのか、ということです。これに関しては、前節で紹介した「キャリア面接対話」を通じて、再点検とさらなる改善を図ってほしいと切に願います。

図3-7　就業継続等に関する相談相手

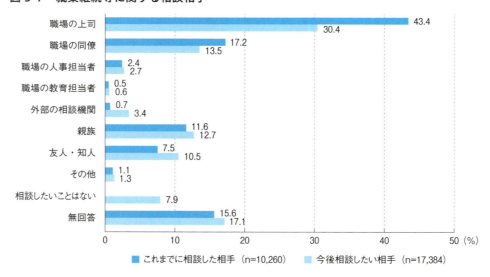

（厚生労働省：看護職員就業状況等実態調査結果，資料2，p.14，2011．より引用）

3. 成長欲求を刺激する
　キャリア観の醸成

　日々、目先の仕事に追われていると、「自分はどうして看護師になったのだろうか」「これから何年、こうしてがんばっていけるだろうか」など、キャリアについての見通しが不透明になり、将来への不安や現状に対する不満が、ふつふつとわいてきたことはないでしょうか。

　誰しも立ち止まって考え、自分の成長を客観的に見つめなおすことが、とても大切です。しかし、そういった余裕もないうえ、自分に用意されているキャリア・パスも、どういったものがあるのか、すぐに答えを出すことが難しいという現実もあります。

　これについては、「第1章　モチベーションを知らないでマネジメントはできない！」のマズローの欲求5段階理論（p.13）を確認してください。「自己実現の欲求」つまりは、キャリア・イメージに対する橋渡し役として、上司による「承認欲求」の充足は欠かせないプロセスといえるのです。

① 承認力を発揮する

　では、上司の承認力とは具体的に何なのか、その定義を調べてみると、次のようなものです[*5]。

> ・部下の能力や価値、行動の事実、存在自体をそのまま伝える実践力
> ・部下に期待・信頼を伝えること、仕事や役割を与える（しかることなども含む）実践力

　"しかる"とあるのは、スタッフにもっとよくなってほしい、成長してほしいという強い期待の裏返しになります。皆さんもスタッフだけでなく、親として子どもをしかった経験があれば、納得できることと思います。

　こうして承認力の定義を確認すると、一般的に行われている「ほめる」といっ

た行為以上に深い意味をもっていることがわかり、自分が本当の承認力を発揮できているのか、不安になった人もいるのではないでしょうか。では、次に具体的な承認力の種類とその効用を**表3-1**で確認してみましょう。

これは日本の承認の研究において、第一人者である同志社大学政策学部教授の太田肇氏の監修のもと、組織人事コンサルティング会社のデライトコンサルティングが体系化した承認力の種類と項目です。**表3-1**を見て驚いた人がたくさんいるのではないでしょうか。承認力を実践するためには、承認の種類が「存在承認」「行動承認」「結果承認」と3つのカテゴリーがあり、スタッフの成長過程や、そのレベル、さらには職場の管理者の経験値によって初級、中級、上級と3段階に分けられているのです。それらの項目と具体例（言葉かけや振るまい）が50種類にものぼります。

表3-1　デライトコンサルティングが考案した承認力の体系と項目一覧

	[存在承認] [定義] ・存在そのものを認めること ・変化に気づいて伝えること ・興味・関心を伝えること	[行動承認] [定義] ・行動そのものを認めること ・行動の変化を伝えること ・相手の行動を望ましい方向へ導くこと	[結果承認] [定義] ・結果そのものを認めること ・行動の結果について伝えること ・将来に対しよい結果を望むこと
上級 ・相手に対する期待、信頼を伝える ・相手の成長を支援し、成功に導く 〈目的（意図）をもって、状況や背景を読みとって伝える〉	⑥尊敬する ⑤必要なリソースを提供する ④抜擢する ③人の育成を任せる ②仕事を任せる ①仕事の裁量を与える	⑩しかる（※中級以上ないとしかる資格なし） ⑨模範となる行動を伝える ⑧成果につながりそうな行動を伝える ⑦成長の過程を伝える	⑬行動の結果をフィードバックする ⑫功績を伝える ⑪成長の結果を伝える
中級 ・相手のやる気を引き出す ・相手を動機づける 〈意味づけ（意義や価値をもたせる）をして伝える〉	⑧信頼を伝える ⑦話を聴く ⑥相談する ⑤提案を採用する ④意見を求める ③その場の雰囲気を伝える ②評判を伝える ①紹介する	⑭使命感の表れを伝える ⑬仕事のプロセスを評価する ⑫持ち味を伝える ⑪行動に共感する ⑩仕事ぶりを伝える ⑨励ます	⑰手柄を伝える ⑯目標達成を伝える ⑮仕事のできばえを伝える
初級 ・素直な気持ちで、ありのままの事実を認める ・素直に感じたままの気持ちを伝える ・良好な人間関係を形成する 〈ありのままを認めて伝える〉	⑧相手の存在に感謝する ⑦お祝いする ⑥気づかう ⑤興味・関心を伝える ④見た目を伝える ③声をかける ②名前を呼ぶ ①あいさつする	⑯安心を伝える ⑮相手の行動に感謝する ⑭わくわく感を伝える ⑬やる気がわいたことを伝える ⑫心強さを伝える ⑪率先行動を伝える ⑩行動をほめる ⑨行動を事実として伝える	⑳結果をねぎらう ⑲かつて相手がしてくれたことに感謝する ⑱結果をほめる ⑰結果を事実として伝える

（太田肇監修：デライト式承認カード解説書，p.15，デライトコンサルティング，2015．より引用）

ただ、これらの実践は難しいことではなく、日頃の同僚や部下の行動を意識して観察することで誰でも使えるようになります。また、上司が部下に対して効果的な承認を実践するためには、部下には日ごろから上司の意識・行動にシンパシー（共感）を感じてもらうことが必要です。シンパシーを感じてもらうには、コミュニケーションをとる際に、その人の考えかたや人間性の優れたところを深く見ぬき、認めることが必要です。これにより、部下は「この人はわかっている」「鋭い観察眼をもっている」などと感じ、上司に一目置くようになるでしょう。

　気をつけたいのは、心のこもらないお世辞を言っても、すぐに気づかれることです。かえって「信用できない人」という印象を与えてしまいます。相手にとって嫌みなく、事実として伝え、自覚させることが重要です。承認力を高めるには、日頃の観察力に加え、表現力にみがきをかける必要があります。

　まずは目標を達成するためのプロセスやスタッフ自身の小さな変化などを認めたり、ほめるところから始めてみてください。結果よりはプロセスや働きぶりです。見落としがちな、よい振るまいです。こうしたことを上司が事実として伝えることで、「私はあなたを見ていますよ」といったメッセージとなり、スタッフはモチベーションを高め、期待に応えようとすることでしょう。

② 自己効力感を高める

　スタッフが初めての役割を任されたとき、「私にできるだろうか」と不安になることは多くあります。自信がもてず、行動を起こせなかったりします。これは、自己効力感をもてないことが一つの原因です。自己効力感とは「自分はこの仕事をやり遂げられるだろう」という見通しのことです。

　目標との関連でいえば、レイサムは目標を自ら設定したか否かにかかわらず、目標と自己効力感は業績（仕事の成果）と正の相関があるとしています。また、高い自己効力感をもつ人は高い目標を設定するともいいます。

　では、職場の管理者はスタッフの自己効力感をどのように高めることができるでしょうか。

　社会的学習理論などの研究で知られている心理学者のＡ．バンデューラ（Albert Bandura、1977）は、自己効力感を「予測される状況に対処するために必要とされる一連の行為を、いかにうまくなし得るかについての本人の判断である」と定義しています。つまり、スタッフが自分の行動による成果を予測できたとしても、その行動自体に自信をもてなければ、実際には行動に移さない可能

性があるということです。ここで、冒頭の"やり遂げられるだろう"という心理的な後押しが自己効力感を高める支援になります。具体的にはバンデューラがあげる4つの自己効力感を高める要因をもとに、スタッフに対する上司の振るまいを考察してみます（図3-8）。

> ①成功体験：スタッフ自身がうまくやった経験
>   例：過去にやり遂げた類似体験をあげ、その積み重ねの延長線上にある仕事であることを認知させる。
> ②代理体験：他人がうまくやっている様子を見聞きし、「ああやればいいのか」と思う
>   例：講師のデモンストレーションや先輩の実践を見ることによって、イメージトレーニングを行う。
> ③励まし：上司から「あなたならできるよ」と言葉で説得する
> ④生理的情緒的要因：大事な場面で、心身ともに落ち着いた状態を保っているという感覚
>   例：実践場面で取り組みやすい環境・雰囲気をつくる。

このように上司が関与し効力感高めるにはいくつかの方法がありますが、これ

図3-8 自己効力感を高める要因

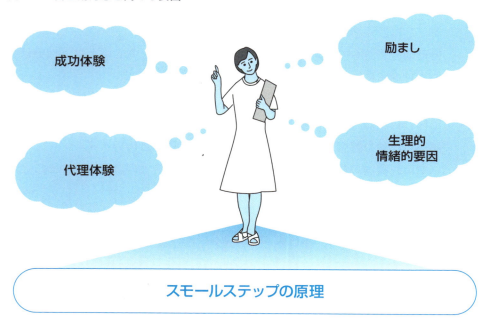

らはモチベーション促進に効果をもつことが想定されています。

　ここで、高い自己効力感をもって仕事に取り組んだにもかかわらず、失敗してしまったケースを考えてみましょう。そうなった場合、もう一度チャレンジしようとする気持ちが萎えてしまったり、失敗そのものを認めずに他責志向（自分以外のものに失敗の原因を求める）に陥ってしまうかもしれません。

　こうしたことを防ぎながら自己効力感を高めるには「スモールステップの原理」を利用することが有効です。「スモールステップの原理」は、仕事の中身を細分化し、段階的に成功体験を積み重ねていく過程で、上司がタイミングよく承認することです。小さな成功体験を重ねながら少しずつ自信をもたせていく方法なので、新たな課題、難しい問題を乗り越えていくときの、モチベーションを維持していくうえでも有効な原理といえます。

③ ぶら下がり人材の処方箋

　皆さんが承認力や自己効力感を高めるアプローチを試みても、なかなかモチベーションを上げてくれない看護師がいます。それが"ぶら下がり人材"です[*6]。ぶら下がり人材の特徴は外発性のモチベーションに依存し、協調性がなく他責志向が強い人に多くみられます。ただ、厄介なことに、そこそこ仕事はできていたり、中堅・ベテラン層の看護師だったりすることから、表立って注意できないなど、上司としては対応が難しいケースが増えています。そして、最も深刻なのは同じ職場の若年層の看護師に、少なからず影響があることです。

　たとえば職場の先輩看護師が与えられた自分の仕事のみを優先し、それが終わると周囲が忙しそうにしていても、おかまいなしに定時で帰ってしまうような場合です。周囲の若年層の看護師は「ああいう働きかたもある」と感じてしまい、自分もワーク・ライフ・バランス優先の看護師像を目指してしまうのです。

　ここでは、ぶら下がり人材の思考を理解することで、どうしたらモチベーション高く働いてもらえるのか、具体的なぶら下がり症候群の処方箋ともいうべきものを考えていきます。

〈1〉ぶら下がり人材の状況を評価するチェックリスト

　まずは、皆さんの職場の中堅看護師をイメージし、以下のチェックリストをみてください。

> □モチベーションが高いのか、低いのかがわからない。
> □ミスをすると、言いわけばかり口にするか、やたらと謝る。
> □リーダー、主任、看護師長といった責任がある立場を極端に嫌う。
> □病院（看護部）の方針や診療報酬の話になると興味を示さなくなる。
> □自分の仕事を優先し、周囲の状況への目配りやサポートをしない。
> □新しい仕事や研修などでスキルアップすることに興味がない。
> □チームや所属部署がトラブルなどで急に忙しくなると、存在感がなくなる。
> □カンファレンスや委員会、会議でほとんど発言しない。
> □新人や後輩の育成を任せると放置したり、辞めさせてしまう。
> □病院や看護部、患者に対する不平・不満をよく言う。

　いかがでしたか。このチェックリストで3～4個のチェックがついた場合は、**図3-9**の中央にある「ほどほどに働く（低い成長欲求）」の看護師が、あなたの部署に存在するかもしれません。ただ、「軽症」レベルなので、次にあげる対応策を早期に講じれば改善するでしょう。

　チェックリストで5～7個のチェックがついた場合ですと、**図3-9**の右側にある「中等症」レベルになります。このレベルでは、中堅看護師から若年層の看護師にぶら下がり意識が伝播し、職場に短絡的志向の雰囲気が漂ってきたら要注意です。若年層の看護師への研修やOJT（現任教育）を充実させ、内省する機会を数多く与えることが重要です（p.29、実践事例「病院ブランドを体現する人材育成の取り組み」を参照）。

　さて、最後に皆さんの部署ではないと思いますが、8個以上のチェックがついた場合です。これは**図3-9**の左側にある「重症」レベルです。ただ、これは自部署の評価でみられることがなく、他部署からの評価で客観的に気づかされる場合

図3-9　ぶら下がり人材の増殖による部署内の症状

ぶら下がり人材とは、安定した職場環境と給料が魅力的な一方で、外発的動機づけのみを働きがいにしている看護師

が多いのです。なぜなら、この評価が出る部署は、上司も含めた部署の風土が「仲よしクラブ」のようになっているため、当事者意識がなく、モチベーションや上司に対する信頼度がむしろ高かったりするからです。この場合は組織的な改革が必要なので、早急に看護部長を交えて人事施策を講じることが求められます。

なお、1～2個のチェックがついた場合は特段の問題はありません。

〈2〉「軽症」レベルでの対応策

上記のチェックリストをセミナーなどの参加者に問いかけると、ほとんどの場合は「軽症」レベルか、1～2個の問題なしです。前述しましたが、「中等症」レベル以上になると、組織への影響も大きく、そのため大がかりなものでは人事制度面での対応も必要になってきます。その意味でも軽症レベルで、できるだけ早く対応することが求められます。なぜなら、ぶら下がり年数が長くなると回復にも時間がかかるからです。

では、軽症レベルのぶら下がり人材はどのような思考と行動特性なのか、チェックリストをもとに、おさらいしてみましょう。ぶら下がり人材は、思考として自分へのあきらめ、組織へのあきらめ、看護観へのあきらめに加え、行動特性では孤立している特徴があります。

それらを踏まえ、上司として可能な次の5項目を実践してください（ここでは、ぶら下がり人材をAさんとしています）。

①上司として、Aさんに苦手意識をもたない。
②カンファレンスなどで、チームメンバーからAさんの意見を促す。
③職場以外（昼食時や夕食会など）でAさんの看護観や人生観を聞いてみる。
④Aさんを責めたり批判せずに、本人の変革を信じて接する。
⑤Aさんに新しい仕事や難しい課題を与え、承認とフィードバックで支援する。

5項目それぞれの必要性と具体的な内容について、以下に説明します。

まず、①は上司との信頼関係がベースにないと、Aさんは何を言われても前向きに捉えません。それは、p.107で取り上げた「上司へのシンパシー」がないからです。

②は孤立しているAさんが自分の意見や考えに自信をもてていない「自分へのあきらめ」を想定しています。チームメンバーにはAさんへの期待や経験に伴う

考えを聞きたいという姿勢で臨ませてください。

　③では信頼関係ができ、話しやすい雰囲気（1対1で食事に誘うなど）を心がけてください。そして、日頃の仕事のことや自分自身の話は最小限にとどめ、できるだけＡさん自身のことに興味・関心をもって傾聴することが大切です。

　④と⑤は、Ａさん自身が内省し、成長欲求を高めようとする重要なタイミングを迎えている状況への対応です。上司としても、必要以上に口出しをせず、任せつつも見守るという安心感を与え続けてください。

　①～⑤のプロセスは、Ａさんにとって一つひとつが自己変革していくうえで必要なかかわりかたです。時間が多少かかっても、ていねいにしっかりと実践してください。Ａさん自身が自分の殻を破り、目に見える変化を表出してくれるでしょう。

　次の「4．中長期の視点を養うBSC（バランスト・スコアカード）の活用」では、40歳代以上のベテラン看護師（管理職でない）にどう対応すべきか考えてみましょう。

4. 中長期の視点を養うBSC（バランスト・スコアカード）の活用

　40歳代以上のいわゆるベテラン看護師（管理職でない）は、最近では看護師長よりも年長であるケースも多いようです。また、看護部長など管理する立場からの印象として、ベテラン看護師は「成長欲求がほとんど感じられない」という相談を受けます。こうした人の一番の問題は「自分へのあきらめ」が、かたくななことです。筆者は、そうしたベテラン看護師の働きかたを変え、視野を拡げる手法として、バランスト・スコアカード（Balanced Scorecard；BSC）の作成に巻き込むことを勧めています。

　BSCは、ハーバード大学経営大学院（ハーバード・ビジネス・スクール）教授のR．S．キャプラン（Robert S. Kaplan）と経営コンサルタントのD．P．ノートン（David P. Norton）によって開発された経営管理手法で、1992年に「Harvard Business Review」誌上に発表されました。基本的な考えかたは個々の活動計画の因果関係によって、中長期の目標を管理するものです。

　40歳代以上のベテラン看護師において、働きかたが近視眼的であり、協調志向がない傾向がみられる場合、BSC作成にかかわってもらうことを勧めます。なぜなら、中長期の視点を養い、院内の他者貢献の意味を自分のこととして捉えてもらう必要があるからです。そして、何よりもBSC作成にかかわることは目標達成のための進捗管理を率先して行わねばならないので、何のために働いているかを自問自答する機会が増えます。

　BSCによる目標設定は4つの視点（財務の視点、顧客の視点、業務プロセスの視点、学習と成長の視点）で構成されています。また、厚生労働省の提示した2025年モデルに向け、診療報酬の改定だけでなく、医療法、医療計画の見なおし、病床機能報告制度、地域医療構想の策定などを踏まえ、これからの医業経営には様々な対応・変革が求められています。そうしたことから、先の4つに"革新の視点"を加えた5つの視点で作成したほうがよいでしょう。

　BSCで考えるべき着眼点は図3-10のように目標を上位から下位へブレイクダウンしていく展開になります。これらの視点からKPI（key performance

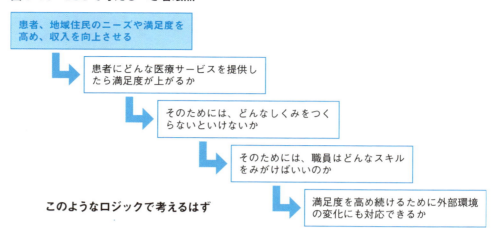

図 3-10 BSC で考えるべき着眼点

indicator；評価指標）を設定し、目指すべきミッション（組織の使命・目的）・ビジョン（組織のあるべき姿）を実現するためには、「誰が」「何を」「いつまでに」「どのように」行動する必要があるかを明確にしていくのです。

また、BSC は図 3-11 の例にみるように外部のコンサルタントがスコアをつけるのではなく、院内事情を熟知し、実際の業務が見えている病院内部のベテラン職員が作成することに意味があるのです。なぜなら、BSC はミッション・ビジョンを病院内で共有するためにも有効なツールであり、病院の目的・目標達成のための職員が一丸となるための手段でもあるからです。

BSC の作成手順や具体的な展開方法は、BSC の専門書で学んでいただくとして、ここでは作成過程において組織内の看護師に、一体感と組織貢献の意識をいかに醸成させ、巻き込んでいくか、その留意点をコンサルティング現場での経験から紹介します。

① BSC 作成前に必要な現状把握：SWOT 分析の留意点

自院のあるべき姿（ビジョン）から経営戦略を描き、実行計画に落とし込む（BSC）ために、まずは自院を取り巻く現状の姿を把握するための環境分析が不可欠です。環境分析は、自院そのものの分析である内部環境分析と、社会経済の構造変化（少子高齢化、医療法改正など）に代表されるマクロ環境や競争相手（近隣の同規模同機能病院など）の分析を行う外部環境分析とに分けることができます。そのため分析上の混乱を防ぐためにも、内部環境要因と外部環境要因に整理

図 3-11　BSC 設定例

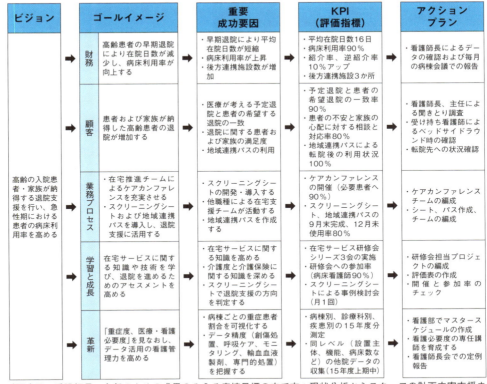

（原玲子：看護師長・主任のための成果のみえる病棟目標の立て方；現状分析からスタッフの計画立案支援まで，p.102-113，日本看護協会出版会，2010．をもとに作成．「革新」の項は筆者作成）

したうえで分析することが必要です。

　あるべき姿を達成するために経営計画を立てるのですから、そのための分析は、より科学的、より論理的である必要があり、抜け、漏れ、重複すること なく整理する必要があります。

　ここでは環境分析によく使われる、SWOT分析の使用上の留意点を紹介します。SWOTとは、組織における強み（strength）、弱み（weakness）、機会（opportunity）、脅威（threat）の頭文字を取った用語で、環境与件を全方位的に評価分析するフレームワーク（枠組み）になります。

　内部環境分析が強み、弱みの部分、外部環境分析が機会、脅威の部分にそれぞれ該当し、**表3-2**のように、マトリクスで示される場合がほとんどです。この過程における、組織内の看護師に一体感を醸成するための留意点は次の3つです。

①看護部目標を部署としてどう捉えるか、部署内のベテラン看護師を中心に

表 3-2　SWOT 分析　事例

看護部目標	地域密着型の医療体制に貢献し、入院中の医療事故を防ぐことで退院後を見すえた安全で安心できる質の高い看護を提供する。	
	強み（strength）	弱み（weakness）
内部環境	・救急入院を受けて、患者増に貢献している。 ・スタッフの転倒防止に対する意識が高い。 ・安全リンクナースが活躍して、インシデントレポートのうちレベル0～1の割合が増えた。 ・安全管理の研修会への参加率が高い。 ・入院時、転倒転落予測アセスメントシートを活用し、実施率90％である。 ・大腿骨頸部骨折用パスを含めたクリニカルパスが充実している。 ・医師と看護師の関係がよい。 ・中堅看護師の割合が高い。	・平均在院日数20.5日であり入院診療単価が低い。これに対し病床利用率は80.2％であるため、利用率の改善が必要である。 ・入院患者の70％が高齢者で、そのうち30％は自宅退院できず、入院が長引く。 ・高齢者の転倒が病院インシデントの30％であり、ADLの低下による在院日数の延長の原因となっている。 ・後方連携病院の確保が困難である。 ・退院に関して医療チームでカンファレンスを実施していない。 ・ケア度が高く、看護師の超過勤務が多い。
	機会（opportunity）	脅威（threat）
外部環境	・地域連携室に在宅支援チームができた。 ・後期高齢者退院加算が新設された。 ・登録医制度を取り、開業医などと学習会や懇親会などを定期的に開いている。 ・キャリア開発システムが確立している。 ・病院機能評価の更新がある。 ・「次期診療報酬改定における社会保障・税一体改革関連の基本的な考え方」（厚生労働省）によると、2025年に向けた方向性として、地域に密着した病床を増設することに焦点を当てており、療養型病床を28万床に増やすこととしている。自院の方向性と合致しており、時代のニーズに即している。 ・国家戦略でもある認知症ケアに対応する「もの忘れ外来」を有している。 ・院外研修や学会に参加しやすい環境である。	・地域の高齢化が進み、入院患者の年齢層がさらに高くなり、合併症をもつ患者の入院も増加する。 ・重症度の高い患者が増加し超過勤務が多いため看護師が疲弊している。 ・独居老人の増加、核家族化などで退院調整がますます困難である。 ・看護師が疲弊しており、就業条件のよい施設に移動する可能性が高まる。 ・入院・退院・転院業務が煩雑化しており業務量が増えている。 ・産休予定者なども多く人材不足となる可能性がある。

（原玲子：看護師長・主任のための成果のみえる病棟目標の立て方；現状分析からスタッフの計画立案支援まで，p.58，日本看護協会出版会，2010．より一部改変）

　複数名でブレーン・ストーミング（注1）する。
　　→ブレーン・ストーミングを通して、部署内の課題認識などを共有すると同時に、影響のある項目の抜け、漏れを防ぐ。
　②外部環境分析は、部署外と院外の2つに分けて分析する。院外については看護師長会などの管理者が全員でディスカッションする。
　　→①と同様に、看護師長間の院外課題に対する認識ギャップを埋める。
　③院外の外部環境要因で次の5項目分析は、必ず看護部を含めた管理者以上で統一見解にする。「診療報酬の改定」「看護職の役割拡大」「地域住民に

（注1）ブレーン・ストーミング：1つのテーマに対し、6～7人の参加者が互いの意見に対する批判を避けながら、自由に意見を述べることで、様々なアイデアを創出するための会議手法のこと。

求められている機能」「地域の中で他医療機関との治療分担や役割分担」「最近の患者さんの声」
→これらは看護部門内でぶれてはいけない軸となるインターナル・ブランディング（p.21、「3. モチベーションと同時に高めたいブランド・ロイヤルティ」に詳述）の要素であり、部署内で説明する際に最も説得力を求められる。

② BSC作成に向けた戦略確定：クロスSWOT分析の留意点

　マトリクスに記載されたSWOTの組み合わせにより、今後、自院が積極戦略を採用するか、致命傷回避戦略を採用するかといった判断を検討するために、**表3-3**にあるクロスSWOT分析へ展開していきます。
　これは、病院の理念や看護部の目標に対して各部署が重点的に取り組むべき課題を検討する際に用いるフレームワークです。
　［強み×機会］では積極戦略を、［強み×脅威］では差別化戦略といった攻撃的な打ち手を考えます。
　一方、［弱み×機会］では改善戦略を、［弱み×脅威］では致命傷回避戦略を専守防衛的な側面から検討するのです。ここでも次のように留意点が4つあります。

①記述内容は体言止めにせず、術語を含めた文章にする。
　→体言止めは、受けとりかたが人によって異なることがある。
②抽出された戦略テーマに関して、取り組みの優先度（できるだけ早く、次年度以降、他部署に依頼など）を決める。

表 3-3　クロス SWOT 分析

		内部環境	
		強み	弱み
外部環境	機会	積極戦略	改善戦略
	脅威	差別化戦略	致命傷回避戦略

・積極戦略：「機会」を利用して「強み」を、さらに強化するために積極的に取り組んでいくことは何かを検討する。
・改善戦略：「弱み」を改善・克服しながら「機会」を逃さないために、どうすればよいかを検討する。
・差別化戦略：「強み」を活かして「脅威」に対抗し、チャンスをつくるための独自戦略を練る。
・致命傷回避戦略：「弱み」と「脅威」のために最悪の事態が起こることを回避するために何をすればよいかを考える。

> →リソース（資源）が足りない、長期になる、他部署の巻き込みが必要など、モチベーションにも影響することがある。
> ③外部環境分析（院外）の「機会」「脅威」の分類は、判断に至る背景や理由も明らかにしながら、看護部や看護師長会で事前に認識合わせをする。
> →人によって判断が異なるケースがある。
> ④できるだけ、現実から離れ、自由に発想する。
> →近視眼的にならず、様々な考えを多角的に検討する目的がある。

③ BSCへの展開

クロスSWOT分析で立てた優先課題をBSCの着眼点ごとに分類します。**図3-11**（p.115）が設定イメージですが、次のような確認事項がいくつかあります。

> ・重要成功要因はゴールに至るうえで必要な要件です。つまり、ゴールに至るには避けて通れないポイントになります。
> ・アクションプランは要件を満たすための方策です。そのため重要成功要因を実現する方策は複数存在することがあります。
> ・KPI（評価指標）はゴールへの進捗・重要成功要因の達成度を測る指標です。必ず、定量的に計測が可能な指標を考える必要があります。

特に3番目の定量化されていないKPIには、「平均在院日数が減少する」「病床利用率が上昇する」「離職率が低下する」「患者のクレームが減少する」など、数値的に曖昧な表現のものは重要成功要因と同様の表現になっていないかのチェックが必要です。

そのほかに、「努力する」「支援する」「積極的に」「検討する」「削減する」「資料を作成する」など、測定方法や効果が見えづらいKPIも再考しましょう。

着眼点ごとの目標は「学習と成長」の視点、「革新」の視点といった原因系の目標から、結果系の「財務」の視点に含まれる目標へ設計します。これを、目標の因果連鎖といい、整理すると**図3-12**のような戦略マップになるわけです。つまり戦略マップは実際に起きている事実を定量的に相関分析して決められているので、環境変化に応じて、常に検証を怠らないことも必要です。

このように、SWOT分析→クロスSWOT分析→BSCへの展開といった作成

図 3-12　戦略マップ上での目標間における因果連鎖イメージ

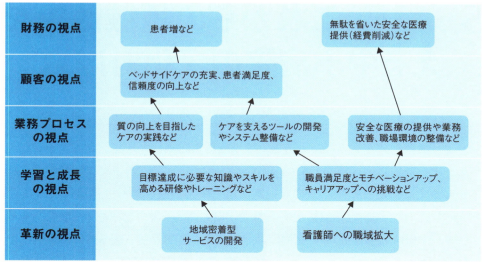

各視点における目標の「下から上」への因果連鎖が確認できる。
（原玲子：看護師長・主任のための成果のみえる病棟目標の立て方；現状分析からスタッフの計画立案支援まで，p.100，日本看護協会出版会，2010．より一部改変）

手順を通して、病院の目標が明確になり、各視点の整合性が図れることで職員の目的意識が高まります。また、忘れてはならないのが、中長期の病院（看護部）目標にキャリアの道筋が連動し、目標管理が定量的に徹底されるため、ぶら下がり人材がいなくなります。そして、経営戦略の根幹は、人財育成が何よりも重要であることを経営層が強く認識することです。

5. 【実践事例】これからの地域医療を支える中小病院の変化対応力

医療行政が病床機能の再編と地域完結型医療に大きくシフトするなか、その核となるのは中小病院の変化対応力であるといっても過言ではありません。住民に身近な病院として、重要な役割を担う中小病院で働く看護職にとってのやりがいとは何か、地域包括ケア病棟を迅速に取り入れ、ワーク・ライフ・バランス（WLB）を実現している福岡県北九州市の芳野病院（**表3-4**）の事例を参考に、これからの時代にふさわしい中小病院の姿を考察してみましょう。

芳野病院の強みを一言で表すと"理念経営の実践"ということになります。院長である芳野 元(はじめ)氏の強いリーダーシップがそれを導いていますが、この強いリーダーシップは、よくイメージされるトップダウン型のものではなく、現場の意見を吸い上げるボトムアップ型によるものです。具体的には部下に自律性と責任を与えることから、自律性を得た部下たちは新しいアイデアを次々と発案し、責任感ある行動で最高の医療サービスを追求しているのです。

① ワーク・ライフ・バランスの実現に職員のアイデアを活かす

2003（平成15）年に院内でのクラブ活動の日程調整を行うミーティングにお

表 3-4　寿芳会芳野病院の概要

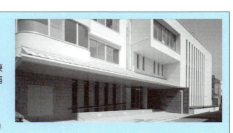

設置主体　医療法人寿芳会
開業　1913（大正2）年
診療科目　外科、内科、消化器科、循環器科、整形外科、脳神経外科、リハビリテーション科、人工透析
病床数　143床：一般病床（106床：地域包括ケア病棟70床、回復期リハビリテーション病棟36床）、療養病床（37床）
職員数　285人（2016年6月1日）
看護職員数　112人（2016年6月1日）
看護体系　地域包括ケア病棟（13：1）、回復期リハビリテーション病棟（13：1）、療養病棟（25：1）
関連施設　訪問看護ステーション、訪問介護ステーション、住宅型有料老人ホーム、ショートステイ、グループホーム、居宅介護支援事業所（ケアプラン）、通所介護（デイサービス）、リハビリステーション（デイサービス）

いて、ある女性職員が「結婚しても、出産しても働き続けたい」と発言したことから、"職場環境改善提案会議"というボトムアップ型のワーク・ライフ・バランスに関する意見交換と病院へ提言する会議体が発足しました。

　この会議体を通じて採用された、同院における取り組みの特徴は、院内保育所などのハード面ではなく、以下の施策の柱にあるソフト面に重点がおかれていることです。

> ①男女問わず育児休業取得を奨励：2004（平成16）年～
> 　女性は、2004（平成16）年より取得・復帰率ほぼ100％。
> 　男性は、ここ4年で取得率が14％。
> ②育児・介護のための常勤短時間勤務制度：2005（平成17）年～
> 　職員の10％が利用。
> ③1週間の連続休暇取得奨励制度：2006（平成18）年～
> ④57種類の勤務シフト

　このような施策を掲げるだけでも、病院経営から考えると組織的にもたないのではないかという危惧がありますが、発案や導入時に院長のリーダーシップが発揮され、実行力を伴う施策につながっています。たとえば「1週間の連続休暇取得奨励」という制度導入時は、仕事が回らなくなることから職員の猛反対がありましたが、院長の"責任者不在時のトレーニングにもなる"という説得で導入が決定しました。

　また、制度を利用する際のきめ細かいサポートも、広く浸透させるポイントになっています。たとえば制度の利用度向上には、職員どうしの"お互いさま"といった相互扶助の精神はもとより、長期間の休みを取るとなると、復帰への不安も伴います。そのため、休業中の職員には院内報を送付するだけでなく、定期的に職場にくる面接機会を設け情報交換することで、職場復帰への心理的なハードルを解消し、スムーズな復帰を実現しています。

　そのほかにも、**図3-13**に示すようにボトムアップならではの「57種類の勤務シフト」や「育児・介護休業支援プログラム」といった、きめ細かい対応策が用意されており、院長のリーダーシップを下支えしているのです。

　ここまで制度充実を図ると、先の「3.成長欲求を刺激するキャリア観の醸成」（p.105）で解説した権利意識ばかりの"ぶら下がり人材"や、ぬるま湯組織の"仲よしクラブ"を増やしてしまわないかと、皆さんは懸念が生じたかもしれません。

図 3-13　芳野病院が考えるワーク・ライフ・バランスの効果と制度の活用を支える、きめ細かい対応

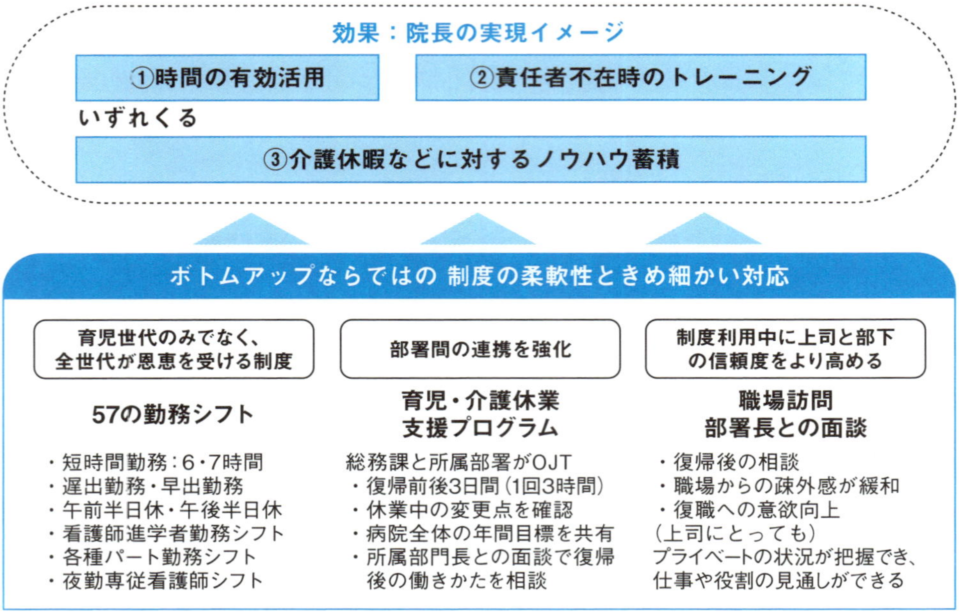

効果：院長の実現イメージ
①時間の有効活用
②責任者不在時のトレーニング
いずれくる
③介護休暇などに対するノウハウ蓄積
ボトムアップならではの 制度の柔軟性ときめ細かい対応
育児世代のみでなく、全世代が恩恵を受ける制度
57の勤務シフト
・短時間勤務：6・7時間
・遅出勤務・早出勤務
・午前半日休・午後半日休
・看護師進学者勤務シフト
・各種パート勤務シフト
・夜勤専従看護師シフト
部署間の連携を強化
育児・介護休業支援プログラム
総務課と所属部署がOJT
・復帰前後3日間（1回3時間）
・休業中の変更点を確認
・病院全体の年間目標を共有
・所属部門長との面談で復帰後の働きかたを相談
制度利用中に上司と部下の信頼度をより高める
職場訪問
部署長との面談
・復帰後の相談
・職場からの疎外感が緩和
・復職への意欲向上
（上司にとっても）
プライベートの状況が把握でき、仕事や役割の見通しができる

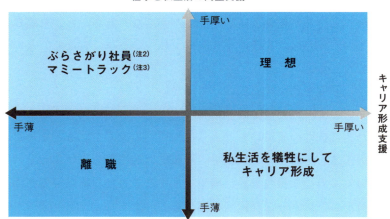

図 3-14　芳野病院が掲げる育成支援と人財の相関図

仕事と私生活の両立支援
手厚い
ぶらさがり社員(注2)
マミートラック(注3)
理　想
キャリア形成支援
手薄
手厚い
離　職
私生活を犠牲にしてキャリア形成
手薄

ところが、同院では**図 3-14** に示す考えかたを念頭に、面談や人事制度（クリニカル・ラダー、目標管理）をうまく活用し、公平・公正な制度利用と活

(注2)ぶら下がり社員：仕事やキャリアの成長への意欲に欠け、現状維持に安住したがる社員のこと。
(注3)マミートラック：出産後に職場復帰した女性が、仕事と子育ての両立ができているものの、昇進・昇格といったキャリアアップを図れない状態のこと。

躍の場を提供しています。

たとえば面談や人事異動では、次のようです。

> ・短時間勤務者には、職場復帰プログラムなどで家族環境を聴きとり、柔軟性のある勤務形態を指導しています。この聴きとり調査では、家族の協力の程度や短時間勤務の取得希望などを聞きとり、月に何回だったら夜勤ができるのか（1回でも歓迎）、日曜日や祭日出勤ができるのか、などの詳しい情報が得られ、復帰後の柔軟性のある勤務形態を指導しています。
> ・夜勤可能な看護師を割り出し、夜勤者が不足している部署へのローテーションを実施しています。また、夜勤可能なフルタイム看護師を確保したうえで、さらに業務整理を行い、短時間勤務者など勤務条件のある職員を適材適所に配置しています。

こうした考えかたを、さらに浸透し、徹底すべく、同院ではワーク・ライフ・バランスを「ワーク・ライフ・マネジメント」と名称を変更しています。ワーク・ライフ・バランスということから"仕事を減らし、余暇を増やす"といった大きな誤解を招かないようにという、芳野院長の配慮からです。

② 職員の意欲と能力を引き出す「人材育成プログラム」

芳野院長の「ES（職員満足度）の改善に努め雇用の質を上げると人材の確保定着が促進され医療の質が向上する。それにより高いCS（患者満足度）が得られる。その結果、患者さんから選ばれる施設となり経営の安定化へとつながる」という信念のもと、同院ではワーク・ライフ・バランスが個人の権利意識の温床にならないよう、自己研鑽を促しています（**表3-5**）。

表3-5の人財育成基本方針で注目すべきは、「全職種を対象とすること」と「キャリアファイルによる目標管理と能力開発の融合」の2つの特徴です。中小病院でも看護部でクリニカル・ラダーを取り入れている施設はありますが、全職種に展

表 3-5　人財育成基本方針（全職員共通）

Ⅰ．現任教育の充実	1．個々の技量に合わせた教育（クリニカル・ラダー制度） 2．積極的な社外研修
Ⅱ．目標管理による能力開発	1．キャリアファイルによる個人目標の管理（PDCAサイクルによる継続的な評価・修正） 2．個人目標に対する組織的な支援の促進

開することで"プロとしての知識・技術を、ともに自己啓発しながら磨き、レベルを上げていく必要がある"と、病院全体としての明確な方針展開がされているのは類を見ません。また、当たり前のことですが、各職員のスキルアップは"病院が掲げるミッション－部門の目標－部署の目標－個人目標"に連動することが求められます。**図3-15**は全体像を表していますが、キャリアファイルという共通フォーマットで"見える化"し、目標管理面談では本人の責任感と役割意識を高めるだけでなく、上司も中長期のキャリア開発に目配りをした育成指導を心がけることができるしくみとなっています。

〈1〉キャリアファイルを用いた目標管理面談

具体的には、キャリアファイルを用いた目標管理面談を実施し、職員それぞれの目標達成度、自己成長について、自己評価と上司評価のギャップを埋めます。そして、今後の目標設定に活かせるよう指導し、公正に評価されるしくみづくりを推進しています。

また、年2回の面談を通して、上司は目標達成に向けたサポートだけでなく、個人のチャレンジする気持ちを大切にしながら、活躍できる環境を整えています。その代表例が副主任・関連施設長への立候補制度といえるでしょう。

図3-15　芳野病院キャリア開発概念図

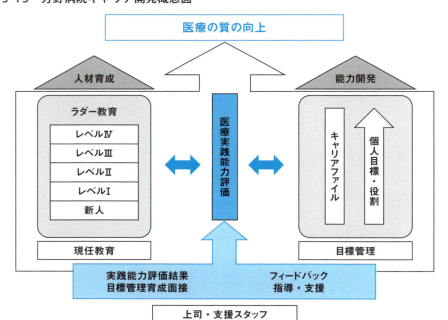

〈2〉外部研修や学会などへの参加

　さらに、職員の「学びたい」「変わりたい」という成長欲求を喚起すべく、外部研修や学会などへの参加では、勤務扱いで受講料や交通費も支給するなど、手厚いサポートが利用できます。
　こうした取り組みは、モチベーションを高める最も効果的な手法で「目標管理の公正な評価とフィードバックによる成長実感」と「この病院でまだ成長できる機会が用意されているという成長予感」を刺激し、長く勤めたい気持ち（帰属意識）を育んでいます。

〈3〉中途採用者の人材育成

　話は変わりますが、病院の看護師長にとって最も難しい人材育成は、中途採用者ではないでしょうか。人材紹介会社が急増し、看護師が気軽に転職を考えられるようになった現在、中途採用者は即戦力である一方、以前の病院のやりかた（基本的なルール、処置方法、申し送りの方法、記録方法、管理体制、感染対策など）と違うということだけでも、モチベーションが低下することがよくあります。しかし、中途採用者に対しては、新卒看護師と同等の入職時教育システムは確立されることがなく、一定期間後のラダー評価でキャリア開発のレールに乗せるところが多いのではないでしょうか。
　同院でも、かつては同じような状況でした。加えて中途採用者の看護師経験に差があるうえ、子育て世代であることも多く、働きかたの要望もまちまちだったのです。
　そこで同院の看護部では独自の取り組みとして、中途採用者研修を充実させました。目的は、①中途採用者全員に統一した項目の指導を行うこと、②看護の基本的知識・技術を再確認し、同院のシステムを知ることです。
　内容は「夜間看護師が行う検査」「看護過程・記録」といった基本的なルールの確認から始まり、「転倒・転落防止対策」「感染防止（各論）」などの病院固有の事例に即した学習機会を含め、全4日間の充実した内容になっています。
　2012（平成24）年4月〜2013（平成25）年4月には、プログラムを検証し、①代行講義システムとしてサブ講師（講師の急な欠席などによる不測の事態に対応する）を設け、同様の講義が提供できるように一部の項目は研修用DVDを準備、②プログラム内容は、院内での事故事例の再発防止のために全体研修を行った「膀胱内留置カテーテル」「輸液・シリンジポンプ」のほか、従来の慣例的な

処置から死後の身体変化を踏まえて見なおしされた「エンゼルケア」の3項目を新たに追加しています（**表3-6**）。

また、研修回数も過去の月別中途採用者数の変動を参考に年3回とし、職場にスムーズに適応し実践能力を発揮できるよう研修実施のタイミングを適正化している点は、まさに柔軟な変化対応力といえるでしょう。さらには中途採用者のメンタルサポートとしてプリセプターシップ制度を導入するだけでなく、研修プログラムにも茶話会を取り入れるなど、不安や悩みを一人で抱え込まないように看護部門全体として支えていることが入職者の信頼感を高めています。

表 3-6　中途採用看護師研修プログラム

月日	研修内容・時間		講師	サブ講師
1日目 （　／　） 受講者　人	夜間看護師が行う検査 　時間13：00〜14：15 　（1時間15分）	1. 夜間に可能な検査の説明 2. 検査室での演習：血ガス	検査科 ○○	○○
	看護過程・記録 　時間14：20〜15：35 　（1時間15分）	1. 体温表の記載、当院での略語 2. 看護計画の評価方法	○○	○○
	採血・注射 　時間15：40〜16：35 　（55分）	1. 採血・注射の基礎知識 2. 準備から実施までの手順（講義内容をDVDに収録したもので研修）	○○	○○
2日目 （　／　） 受講者　人	膀胱内留置カテーテル 　時間13：35〜14：55 　（1時間20分）	1. 基礎知識と留意点 2. デモンストレーション 3. 演習	○○	○○
	エンゼルケア 　時間15：00〜16：20 　（1時間20分）	1. エンゼルケアの基礎知識 2. エンゼルケアの実際 3. エンゼルメイクの演習	○○	○○
3日目 （　／　） 受講者　人	急変時の対応 　時間13：35〜14：50 　（1時間15分）	1. 当院における急変時の対応 2. 一次救命処置（BLS）	○○	○○
	輸液・シリンジポンプ 　時間15：00〜17：15 　（2時間15分）	1. 輸液・シリンジポンプの取り扱い 2. 基本操作の実施 3. 人工呼吸器の回路組み立てなど	CE ○○	○○
4日目 （　／　） 受講者　人	転倒・転落防止対策 　時間13：00〜14：00 　（1時間）	1. 当院で起こる事故の実際 2. 当院での転倒・転落防止策	○○	○○
	酸素・吸引 　時間14：10〜15：40 　（1時間30分）	1. 酸素吸入（中央配管、ボンベ・携帯酸素など） 2. 吸引（解剖生理、カテーテルの種類、注意事項など）	○○	○○
	感染防止（各論） 　時間15：50〜16：50 　（1時間）	1. 疾患別感染予防策 　感染制御の基本（MRSA、結核、針刺し）	○○ PT ○○	○○
	茶話会 　時間16：50〜17：20 　（30分）	1. すべての研修を終えた感想や今後の目標	○○ ○○	

③ 病院全体で議論し、職員の思いと共鳴させる

　地域包括ケア病棟へ転換する際の在宅復帰率は、施設基準で7割以上とされていますが、同院では亜急性期病棟時代から8割近くを維持し続けています。その理由は入院時から患者とその家族を交え多職種によるカンファレンスを行い、早期から退院へ向けての調整が行われているからです。

　また、育休取得は女性に限らず導入し、実際に男性の利用者が増えていることも成果として目を見はるものがありますが、男性の病棟看護主任が育休からの復帰後間もなく病院系列の住宅型有料老人ホームの施設長に昇格しています。そのほかにも、制度利用者の多くが昇格していることから、労働時間の長短と人事考課はまったく相関していないことがわかります。

　他院では、なかなか真似できないこうした実績が、同院では当たり前にできてしまうのはなぜか、筆者は次の2つの先進的な取り組みに、それを解くカギがあると確信しています。

〈1〉取り組み1：院内学会の開催

　1つ目は院内学会の開催です。同院では毎年秋に院内の教育委員会が中心となって運営する「芳野病院学会」を開催しています。職員は業務に関連する研究テーマを自分で決め、ここで発表します。自分が深めたい領域を勉強できるだけでなく、大勢の前での発表が達成感というモチベーション喚起につながるのです。この発表を通じて研究者は切磋琢磨されます。

　表3-7に示すように、全日本病院学会（2014年、福岡市）で14題もの研究発表を同院が行っているのは驚きですが、様々な職種の職員が院内学会を通して競い合っている姿は圧巻です。

〈2〉取り組み2：部署単位のBSCの利用

　2つ目は病院目標を個人目標へリンクする過程において、部署単位のBSC（バランスト・スコアカード、p.113を参照）を利用していることです。病院理念に基づき毎年、年度前に年間目標が発表されます。これを全部署でSWOT分析（p.114を参照）し、現状把握をします。クロスSWOT分析から課題を抽出し戦略マップにして、BSCを作成するのですから、自ずと医療行政、地域住民への目配り（中長期の影響に対する分析）ができるようになります。

表 3-7　第 56 回全日本病院学会での芳野病院による 14 題の発表演題

> 1. 院内研修への e-learning の導入による新たな研修形態の構築
> 2. 訪問リハビリテーションの拡大～若いチームスタッフで挙げた成果～
> 3. 地域包括ケア病棟を取得して
> 4. 中途採用看護師の教育システム構築
> 5. 感染防止に対する意識づけ～当院リハビリテーション部での取り組み～
> 6. 当院で実施した退院後生活調査の取り組みを通して
> 7. 退院直後における訪問リハビリテーションの必要性について～退院後、動作能力が低下した症例を担当して～
> 8. 通所リハビリ患者の二重課題能力と転倒、年齢の関連について
> 9. Alb 除去 4g 以上の大量前希釈 On-line HDF
> 10. ST による重度摂食・嚥下障害の訪問リハビリテーション～「楽しみとしての食事」に着目して～
> 11. 当院における転倒予防ワーキングチームの取り組みと成果
> 12. 糖尿病外来栄養指導における満足度調査について
> 13. 継続的セミナー開催がもたらす効果について
> 14. 脳卒中患者の入院中と退院直後の排泄動作の変化について

1～3：座長推薦演題（座長がそのセッションで最優秀と認め、後に全日本病院学会誌に論文として掲載される演題）。4：専門誌から執筆依頼された演題。

　そして、最も重要なポイントは、作成された BSC が年度開始前に"目標設定キックオフ大会"として、全部署長が会し、終日をかけ互いに発表し合うことです。そのときには、他部署からも容赦なく意見が出されたり、協業の打診があったりで、後日修正されるプロセスもあるため、組織のベクトル合わせと部署のコミットメント（必達への意欲）は、必然的にベストな状態になるというわけです。

④ ダイバーシティ・マネジメントでマグネット・ホスピタルに

　芳野院長は、キャリア形成の支援では「教育だけでなく、しっかりとした目標管理を行わないと、人は育たず満足も得られない」と言いきります。また、目標管理においては「『やれ』というのではなく『やってみなはれ』というスタンス。職員の満足度が上がらなければ、患者の満足は上がるはずがない」と、ボトムアップ型で職員自身に主体性をもって取り組んでもらうことが大切であると言及します。

　それぞれの職場では、キャリアファイルを共有しながら職員本人のキャリア観や志向性を知ったうえで、上司が育成指導し、加えて病院の教育面での支援、人事制度や処遇が公平公正に運用されるように取り組まれています。これは、職員一人ひとりの多様な考えかたや価値観を受け入れて、組織変革や経営的なイノベーション（革新）に活かすダイバーシティ・マネジメント（職員の多様性を組織に取り入れるマネジメント）そのものです。図 3-16 に示すように、同院の活動プロセスは、病院に対する帰属意識や仕事への熱意を高め、その結果、自律し

図3-16　芳野病院におけるダイバーシティ・マネジメントの活動プロセスとその効果

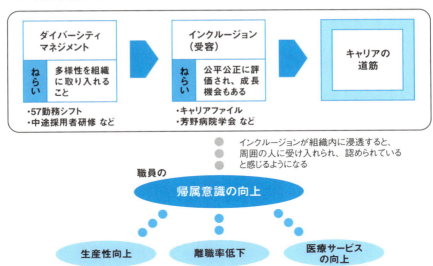

た個の集団ができあがっているのです。

　2015（平成27）年11月のリテンション・サーベイ（p.41を参照）の組織診断では、**図3-17**の**a**のように全項目で民間の同規模病院の平均値を大きく上回る結果となり、特に組織の生産性に直結する段取り力スコアは81.2点と、かつてない最高点（60点が平均水準）を示しました。つまり、制度をうまく活用した生産性の高い働きかたが実現できている組織風土になっているのです。また、**図3-17**の**b**のグラフでは各部署の「ワーク・モチベーション」と「ワーク・ライフ・バランス」が高次元で相関し、どの部署も理想的な状態を構築していることが確認できます。

　芳野院長は個人として、2015（平成27）年10月に厚生労働省の「イクボスアワード2015(注1)」でグランプリを受賞し、同年11月には芳野病院が「キャリア支援企業表彰2015(注2)」で厚生労働大臣表彰を受けています。

　最強の推進役である芳野院長のリーダーシップと、最大の功労者である職員の発案・実行力は、次代を見すえた先進的な経営戦略で、これからも私たちにたくさんの示唆を与えてくれるでしょう。

(注1)イクボスアワード：部下の仕事と育児の両立を支援しながら、自らも仕事と私生活を楽しむことができる管理職である"イクボス"を厚生労働省が表彰するもの。
(注2)キャリア支援企業表彰：職員のキャリア形成支援を促進し、また成果を上げている企業、すなわち人財育成に力を入れている企業を厚生労働大臣が表彰するもの。

図 3-17　芳野病院におけるリテンション・サーベイ結果

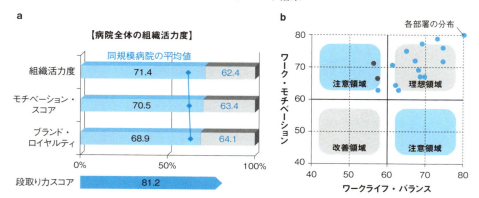

引用・参考文献

*1　太田肇:承認とモチベーション, 同文舘出版, 2011.
*2　DIAMNDハーバード・ビジネス・レビュー編集部編訳:動機づける力;モチベーションの理論と実践, 新版, ダイヤモンド社, 2009.
*3　ドラッカー, P.F.著, 上田惇生訳:現代の経営, ダイヤモンド社, 1965.
*4　モチベーション・マネジメント協会編:公認モチベーション・マネジャー資格BASIC TEXT, 新曜社, 2012.
*5　近藤圭伸:上司の「人事労務管理力」, 中央経済社, 2012.
*6　吉田実:「新・ぶら下がり社員」症候群, 東洋経済新報社, 2011.
*7　太田肇監修:デライト式承認カード解説書, デライトコンサルティング, 2015.
*8　金井壽宏:働くみんなのモティベーション論, NTT出版, 2006.
*9　永瀬隆之:組織とスタッフの活力を高めるモチベーション・マネジメント;職員満足度調査の有効活用, 看護展望, 38(11):1014-1019, 2013.
*10　永瀬隆之:組織とスタッフの活力を高めるモチベーション・マネジメント;ダイバーシティ・マネジメントとモチベーション, 看護展望, 38(10):912-917, 2013.

第4章

患者満足を支える健全な職場環境システム

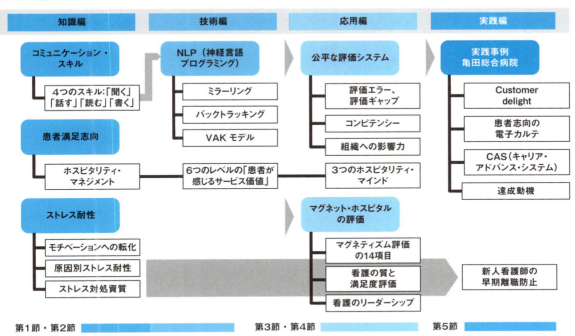

第4章の構成

1. コミュニケーション・スキルとストレス耐性

　労働安全衛生法の改正を受けて、2015（平成27）年12月から常時使用する労働者に対して心理的な負担の程度を把握するための検査（ストレスチェック）の実施が、労働者50人以上の事業者に義務づけられました（労働者50人未満の事業者は努力義務）。また、検査の結果、一定の要件に該当する労働者から申し出があった場合、医師による面接指導を実施することも義務になっています。厚生労働省によれば、本ストレスチェック制度の目的は、個人のメンタルヘルス不調のリスクを低減させるとともに、検査結果を集団的に分析し、職場環境の改善につなげる取り組みということです。

　皆さんの職場のほとんどは、ストレスチェックを実施しなくてはならないと思いますが、検査結果の個別フォローや職場環境の改善については、医療職がたくさんいるから大丈夫と高をくくっていないでしょうか。

　「まさか」と思われるかもしれないですが、日本だけでなく、多くの国で一般の人に比べて医師の自殺率は高いとされています。また、看護師も臨床の現場で常に緊迫した状況であることや、医師や患者、看護師どうしの人間関係のストレスによって、精神面で病んでしまうことが少なくありません。ここでは、看護師にとって必須のコミュニケーション・スキルとストレス耐性について考察します。

① コミュニケーション・スキルの重要性

〈1〉4つのコミュニケーション・スキル

　第2章の「〈1〉仕事のしくみ」（p.59）において、看護師の仕事は「他人と共同」の比率が非常に高いこと、そして（パートナーシップ・マインドの醸成に伴う）コミュニケーション・スキルの向上が、段取り力の向上、ワーク・ライフ・バランス（WLB）の実現に通じることは、すでに学習しました。ここでは、コミュニケーション・スキルについて、より掘り下げて確認していきます。

皆さんは他人とコミュニケーションをとろうとする際、基本的には「聞く」「話す」「読む」「書く」といったスキルを使っています。対象が患者ですと、ほかに「見る」「触る」というスキルを活用する場面もあります。ここでは仕事をするうえで、基本的で利用頻度の高い「聞く」「話す」「読む」「書く」の4つのスキルについて取り上げます。

図4-1は筆者が実施した看護師長とその部下（スタッフ）のコミュニケーション・スキル診断の結果です。このチャートからわかることは3つあります。

> ①看護師は「話す」スキルが高い。
> 　→説得性、簡潔さ、熱意を有する発信・伝達力がある。
> ②病院の組織風土（コミュニケーション・スキルの波形）は類似しやすい。
> 　→上司の指導スタイルや組織内のコミュニケーションはよくも悪くもパターン化される傾向がある（他院の調査結果も同様）。
> ③民間病院Aと公立病院Bはコミュニケーション・スキルに明確な差がある。
> 　→民間病院Aは離職率が高く多忙を極めているため、コミュニケーションが希薄になりがちだった。この状況は間違いなくインシデントの発生リスクを高める。

特に「聞く」「話す」のスキルは、チームコントロールの要となるものですから、看護師長や主任に、これらのスキルのスコアが3.00以上（5段階評価のスタッ

図4-1　看護師（看護師長、スタッフ）のコミュニケーション・スキル

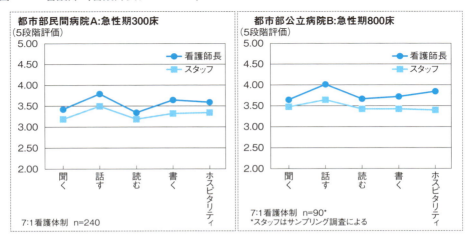

フ・クラスの平均値）でないと、「あいさつがない」「イライラした空気がまん延している」など、健全な職場環境とは到底いえない状態に陥ってしまいます。

　また、4つのスキルのなかで、最もスキルアップが難しいのが「聞く」であり、次いで「話す」「読む」と続き、最もやさしいのが「書く」になります。読み、書きは初等教育から訓練されていますが、「話す」スキルは発表機会などがないとスキル向上に努めません。また、「聞く」スキルはコーチングなどの社会人教育で"傾聴"として学ぶことはありますが、多くの社会人は「聞く」ということに訓練の必要性を感じていないのではないでしょうか。一方で、医療職として心理療法やカウンセリングに触れ、患者ケアやチーム・ナーシングを実践する看護師にとって、「聞く」スキルがとても重要であることは、日々感じていることと思います。

　しかも、4つのスキルが、1日に行うコミュニケーションのなかで使われる割合は、「聞く」を使っている時間が45％、「話す」が30％、「読む」が16％、「書く」が9％といわれています[*1]。つまり、皆さんは最も難しい2つのスキルによって、コミュニケーションの大半を行っているのですから、得意な「話す」はよいとしても、「聞く」スキルは理解をいっそう深めておく必要があります（**図4-2**）。

〈2〉上手（じょうず）に「聞く」技術

　看護師として患者を目の前にしたときは、患者の話をただ聞いているのではなく、注意深く積極的に聞いていることと思います。その状況は、①患者に肯定的配慮を示す（相手を受け入れる）、②気持ちを楽にさせる、③共感的に理解する

図4-2　コミュニケーション・スキルの構造

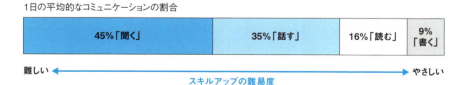

（フェアアンドイノベーションと日本タイムマネジメント普及協会の研究成果より作成。1日の平均的なコミュニケーションの割合は、Wilt, M.: A study of teacher awareness of listening as a factor in elementary education. Journal of Educational Research, 43(8): 626-636, 1950. による）

（相手の立場で考える）、④相手の言葉を繰り返して、言いたいことや感情を明確にする、⑤相手が自発的に問題解決に向かうように促す、などの目的があります。

　こうしたスキルは体系的に手順を整理し、習慣にすることで部下や他職種とのコミュニケーションにおいても、とても有効です。これをアクティブヒアリングといいますが、4つのステップで整理できます（**図4-3**）。

　1つ目は、「うん、そうだね」の言葉で、相手の立場や状況を理解していると伝えること。

　2つ目は、相手が楽に話ができるように配慮すること。たとえば相手の話が終わらないうちに口を挟んだり、相手の話が回りくどいとせっかちな態度をとらないことです。

　3つ目は、話を促してあげるということです。部下であれば、上司の前で緊張し、あまり本心を出せないかもしれません。このときは、第3章の「③モチベーション・アップのための『キャリア面接対話』」（p.94）で学んだ感情を示す言葉への"掘り下げ"や"質問（コーチング技法）"を使ってみてください。

　4つ目は、具体的に聞くことです。「調子はどう？」「困っていることはない？」などと、漠然と聞かれても、細かな課題・改善点や悩みを相談していいのかどうか、気が引けてしまうものです。職場でのコミュニケーションは、日々の業務や目標を達成するために共通認識を図ることなのですから、想定できる範囲で相手に具体的な問いかけをすることが肝心です[*2]。

② ストレス耐性を高めモチベーションに転化する

〈1〉ストレスをモチベーションにつなげる

　コミュニケーションがスムーズで、風通しのよい組織風土であっても、看護師

図4-3　「聞く」技術4つのステップ

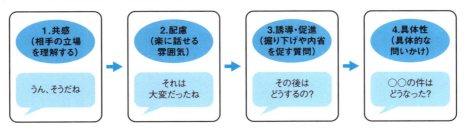

一人ひとりに目をやると、臨床の現場での緊張と目前の仕事量で押しつぶされそうになっていることがあります。特に、若年層の看護師は第2章の図2-1（p.53）からもわかるように、患者への一連の対応で感じる不安感は"器具の操作や機能に対する知識不足"や"チーム医療を進めるうえでの経験不足"からくる設問の回答比率の高さから推察できます。こうしたことは、円滑なコミュニケーションを前提とした「支え合う組織風土」と「自律を促すマネジメント」がないと改善されず、最終的にはチーム全体の生産性（段取り力、仕事をさばく力）を落としてしまうことになるでしょう。

　人の成長にはある程度のストレスが必要です。それは、目標を乗り越える源となり、日々の看護実践をしっかりとやり切るためのマインド・セット（基本的な考えかた、気持ちのもちかた）にもなります。ストレスがモチベーションにつながるのか、ストレスのまま蓄積されてしまうのか、その決定的な違いは何なのか、E．L．デシ（Edward L. Deci）とR．M．ライアン（Richard M. Ryan）により提唱された自己決定理論[*3]を用いて図4-4で確認しましょう。

　自律している人は、仕事を自分の思い通りに進められたり、責任をもって行動できますが、最初は、どんな仕事でも初心者からスタートします。つまり、図4-4の左上にある「非自己決定的」であり「非動機づけ」の状況です。この時点で上司や先輩の指示・指導のもと、仕事に取りかかるわけですが、完全な「外発的動機づけ」なので、中央にある「外的」なマインド・セットです。しかし、言われた通りにやった結果として、患者やその家族に感謝されたりすると「取り入

図4-4　自律と他律の違いから生じるストレス

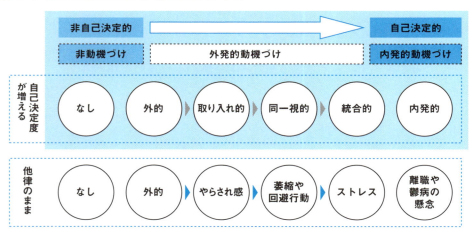

（Ryan,R.M., Deci,E.L.：Self-determination theory and the facilitation of intrinsic motivation, social development, and well-being, American Psychologist, 55（1）：68-78, 2000. より作成）

れ的」なマインド・セットになります。また同様の成功体験が増えることで上司や先輩と「同一視的」になり、言われなくても率先してやるようになってきます。これが、明らかな自己決定度が増える段階です。そして、その次の段階である「統合的」とは、自分なりのやりかたにアレンジを加えたり、後輩に伝承したりすることで、その仕事に価値を見いだしている状況です[*4]。

　一方で、極端なケースで考えてみると、図4-4の下段にあるように、こうした仕事に「やらされ感」や負担を感じている人は、他律的な状況に陥っている可能性があります。つまり、最初に指示・指導した上司や先輩の適切な関与がなく、放置された状態のまま（コミュニケーションの問題）や、やった仕事のフィードバック（患者からのクレームなど）がつらく、まったく達成感を感じていない状況（課題設定の困難さ）が考えられます。

　スタッフを成長させるうえで目指したいイメージは、スタッフが自律した意識や行動をとれる状態にすることです。つまり、どのようなことがストレスの要因になってしまうのか、または本人がストレスに感じるのかを、事前に知ることで、できるだけそうしたことを排除したり、乗り越えられるようにサポートすることが、マネジメントとして求められるのです。

〈2〉ストレス耐性の理解と対処法

　ストレスは、外からの「ストレス要因（環境）」に加え、本人のストレスに対する「感じかた・捉えかた（ストレス耐性）」に大きく左右されます。本人のストレス耐性を自己開発する、もしくは上司がそれを知ったうえでサポートすることで、ストレスを乗り越え、本人の目標達成や職場の活力づくりに役立てることができます。また、それを組織的に活用することで、ストレスチェック制度による発症懸念の予防措置を講じる（1次予防）よりも前の段階で、若年層の看護師がメンタル不調になりにくい環境の整備や、採用時の新人フォロー研修などで、各病院に必要とされるストレス耐性の特徴を押さえ、改善することも可能です。

　ストレス耐性は「自ら覚悟を決めて、果敢に挑戦していける力」であり、「自己完結ではなく、周囲と手を携えて物事に柔軟に対処することができる力」ともいえます。看護師として成長していくために乗り越えなければならないハードルはたくさんありますが、同時にこうした能力を育んでいくことも必要不可欠といえるでしょう。

　ここでは、多くの個人診断データを有する「ストレス耐性テストDIST」[*5]の分析項目を参考にみてみましょう（図4-5）。

まずは、職場におけるストレスの主な要因について、耐性の強さ・弱さを把握する必要があります。離職の原因でよくあがるのが、人間関係から生じるストレス要因に対して過剰に敏感にならないかどうかを示す「対人ストレス耐性」です。耐性がある人は、おおらかであったり、交際範囲が広いなどの行動傾向がみられます。反対に周囲に気をつかいすぎたり、羞恥心が強い人はストレスを感じやすいといえます。

　そのほかには、自分にとって難易度の高い課題に対して、積極的に対処できるかどうかを示す「対課題ストレス耐性」、組織の中で重要な役割を担うことを苦にしないかどうかの「対役割ストレス耐性」、周囲の物理的な環境変化に対して臨機応変に適応できるかどうかの「対環境ストレス耐性」などがあります。

　一方で、ストレス対処資質とは、ストレスに対処していくうえで備えている、または活用している資質になります。これらは自己開発が可能なので、ぜひ意識して取り組んで欲しいものです。「自己効力」は第3章の「②自己効力感を高める」（p.107）で、すでに高めかたを紹介しているものです。そのほかには、困難な状況でも見かたを変えることで前向きでいられる「思考のコントロール」、周囲に影響されず、安定した精神状態でいられる「感情のコントロール」があります。「サポート活用力」は第2章の「2．パートナーシップ・マインドと段取り力」（p.55）で学んだように、職場内にパートナーシップ・マインドが醸成されてい

図4-5　職場でのストレス耐性を明らかにする主要項目

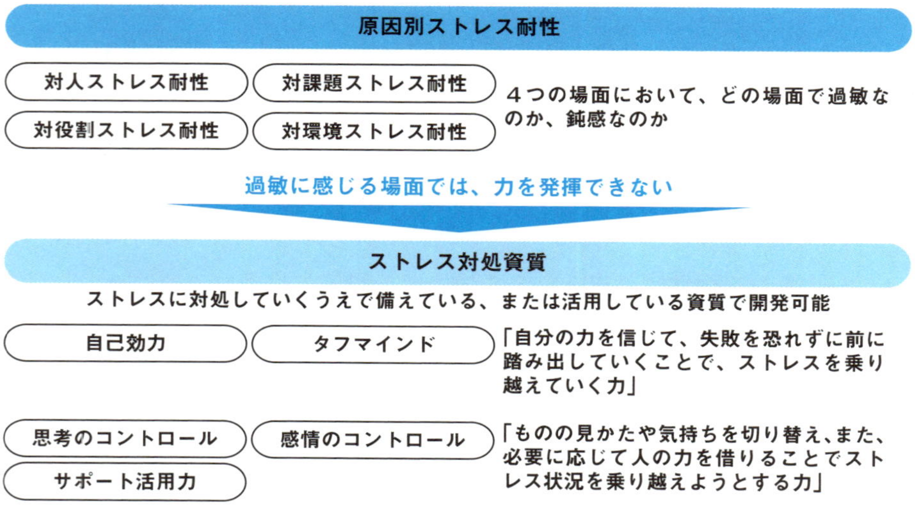

原因別ストレス耐性

| 対人ストレス耐性 | 対課題ストレス耐性 |
| 対役割ストレス耐性 | 対環境ストレス耐性 |

4つの場面において、どの場面で過敏なのか、鈍感なのか

過敏に感じる場面では、力を発揮できない

ストレス対処資質

ストレスに対処していくうえで備えている、または活用している資質で開発可能

自己効力	タフマインド
思考のコントロール	感情のコントロール
サポート活用力	

「自分の力を信じて、失敗を恐れずに前に踏み出していくことで、ストレスを乗り越えていく力」

「ものの見かたや気持ちを切り替え、また、必要に応じて人の力を借りることでストレス状況を乗り越えようとする力」

（本明寛，織田正美監修，ダイヤモンド社人材開発事業部編著：DISTを有効活用するためのストレス耐性ハンドブック，p.7，ダイヤモンド社，2009．を参考に作成）

ることが育成環境として望ましいでしょう。最後に、めげない性格や態度面での強靭さを示す「タフマインド」となります。

では、具体的に職場環境の改善として取り組んだ事例を紹介しましょう。

〈3〉事例研究：新人看護師の早期離職の防止にストレス耐性テストを活用

都市部にある国家公務員共済組合連合会　横浜南共済病院（約600床）は看護師が500人強で、新入職員を毎年60人ほど採用しています。施策導入前は若年層看護師の早期離職率が10％を超えており、対策を打つ必要に迫られました。

最初に着手したのが、新人のストレス・マネジメントです（**図4-6**）。入職してからすぐの4月、7月の2回、ストレス耐性診断を実施し、結果を個人シート（同院オリジナル）に記録し、本人にフィードバックします。目的は、本人に自分のストレスの特徴を認識させ、セルフマネジメントに役立てるためです。さらに夜勤開始後の7月の診断では、プリセプターがそれぞれの新人看護師に対してコメントしながら、本人に診断結果をフィードバックしています。これは、プリセプターが評価できる点、気をつけるべき点をアドバイスすることで、本人が自己効力感を高めつつ、ストレスを乗り越えるための安心感を醸成するためです。

「ストレス耐性テストDIST」（以下、DIST）[5]で診ることができるストレス対処資質（**図4-7**）は自己開発が可能なので、看護業務が精神的にも肉体的にも激務であるという観点から、7月の診断では全体的にストレス状態をモニタリングします。これにより、業務の負担状況をみながら、教育も含め、タイミングに

図4-6　国家公務員共済組合連合会　横浜南共済病院の事例

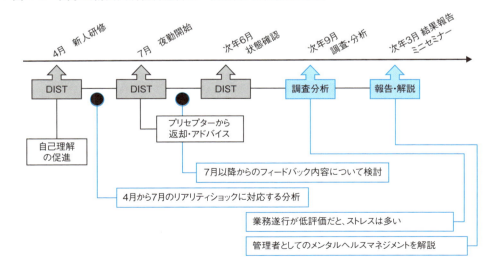

図4-7 新人全員分の集計結果（1年間）

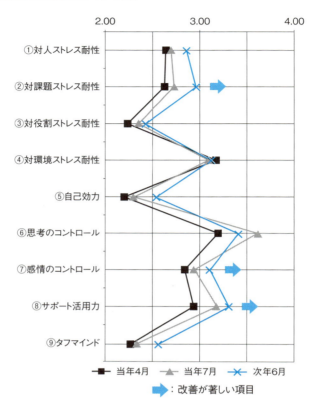

（ストレス耐性テストDIST,ダイヤモンド社,2015.による判定から作成）

応じた適切なフォローを検討し、実施しているのです。

　さらに、同院では1年後の業務、教育の進展、周囲との人間関係に関する上司評価を行うとともに、看護師たちのストレスを、もう一度検査し把握します。その結果、1年分のDISTデータについては上司の業務評価が高い人と低い人について、ストレスの状況を比較分析し、看護師長向けに若年層看護師のメンタルヘルス・マネジメントとして育成に留意するポイントを共有しています。

　同院では3年間の基礎トレーニング期間に、心の健康診断として定期的にDISTを実施し、同院の看護部門に求められるストレス耐性のパターン研究など、より踏み込んだ組織的な活用へとシフトしています。

2. 患者満足志向を支える ホスピタリティ・マネジメント

　看護師にとって最も大切なコミュニケーションは、患者に対応する場面でのものでしょう。健康な人であればスムーズかつ明確に伝わることも、病気や障害のために伝わりづらかったり、表面的な表情や言葉だけでは相手の状況を理解しきれないことも多くあると思います。そういった意味では、看護師は観察力に優れ、物事を相手にわかりやすく伝えるコミュニケーション能力に長けていなければなりません。これは**図4-1**（p.133）の4つのコミュニケーション・スキルが、すべて"3"（一般社会人の平均値）を超えていることからも明らかです。

　しかし、患者やその家族・知り合いなどの権利意識が高まっているため、ほかの医療職との間に挟まって、以前に比べコミュニケーションにも、かなり気をつかうことが増えているのではないでしょうか。また、ここ数年はゆとり世代と呼ばれる若年層の看護師に、基本的なマナーを再教育しているという話もよく耳にします。

　患者とのコミュニケーションで難しいのは、ほとんどの場合は短期間で信頼関係を築かなければならないことにあります。急性期の病院であれば経営指標として平均在院日数も短縮化したいので、なおさらです。加えて、患者満足度という観点でいえば、外来時や入院中の職員対応がその病院のイメージを決定づけてしまうこともあります。

　ここでは、短期間で信頼関係を構築するスキルであるNLP（Neuro Linguistic Programming、神経言語プログラミング）の方法と、患者がコミュニケーション面で期待する満足とは何かを、ホスピタリティ・マネジメントからのアプローチで考察します。

① 短時間で深い信頼関係を築くNLP活用のすすめ

　皆さんは「メラビアンの法則」というのをご存知ですか（**図4-8**）。コミュニケーション論でよく取り上げられる法則ですが、好意・嫌悪・中立的な言葉を異なる

図 4-8 矛盾した情報の中から何を優先して感情を判断するか（メラビアンの法則）

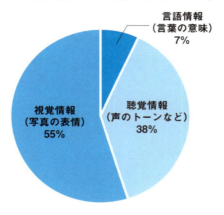

口調（声のトーンなど）、異なる態度（写真の表情）で、それぞれメッセージを発したときの人の受けとめかたについて調べたものです。受け手の感情に対する判断基準は、話の内容などの言語情報が7％、口調や話の早さなどの聴覚情報が38％、見た目などの視覚情報が55％の割合だったというものです。

メラビアンの法則でもわかるように、コミュニケーションは言葉だけでなく五感を通して相手に伝わるということですが、NLPではこれを実践的な心理学として効率的かつ効果的に活用できるように体系づけています。

NLPは1970年代にアメリカのカリフォルニア大学で生まれた心理学です。「脳の取り扱い説明書」ともいわれ、元々は心理療法の世界で急速に広まりましたが、現在ではアメリカのオバマ大統領やクリントン元大統領、俳優で州知事でもあったアーノルド・シュワルツネッガー、元プロ・テニスプレイヤーのアンドレ・アガシのコーチであるアンソニー・ロビンズなど、その驚異的な効果を得るために政治、ビジネス、スポーツの世界でも活用されています。

ここでは代表的なスキルを3つ紹介します[6][7]。NLPを使ったコミュニケーションは、相手の懐に入る、相手の立場に立つ、相手を理解しようと努めるなど、すべて相手主体でコミュニケーションの取りかたが示されています。それによって相手を尊重し、大切にしているということを表し、信頼関係を構築する架け橋にしようとしているのです。

〈1〉ミラーリング

相手の動作に合わせて、同時に同じ動きや表情をする。
これは、カフェなどで見かける仲のよいカップルや、2人組みの友だちをイメー

ジしてください。お茶を飲むタイミングや、椅子の座りかたや姿勢など、ごく自然と、同じ様相で親密感を醸し出していると思います。また、楽しそうな表情や悲しそうな表情まで鏡に映っているようになってくると、2人に共有された空間が、その関係性を強固にします。

　互いに信頼し、気持ちが通じ合ってくると、相手と動作が共鳴し、共感もしやすくなるということです。一つだけ注意すべきことは、これは"自然と"行われなければなりません。相手が真似されていると感じると、かえって逆効果になります。

〈2〉バックトラッキング

　傾聴の技術としてよく使われる「オウム返し」の上級者版といえるでしょう。
　これは、相手に"聞いてくれている"と感じさせるテクニックで、相手がもっと話したくなる気持ちを引き出します。オウム返しは相手の言ったことを繰り返すことですが、ここでは相手の言葉を繰り返す際に「言い換える」と「要約する」という上級者向けテクニックをぜひ実践してみてください。ここでも一つだけ注意点があります。「言い換える」と「要約する」は相手への嫌みにならないように表現することが重要です。特に患者やスタッフに対して行う場合、上から目線のように感じないようにすることが大切です。

　そのほかでは、第3章の「③モチベーション・アップのための『キャリア面接対話』」（p.94）で解説した感情を表す言葉を繰り返し、真意を確認するのも大変有効です。

〈3〉VAKモデルで深く洞察する

　NLPでは、五感を3つ（VAK）に区分しコミュニケーションを深める技法があります。VAKとは視覚（visual）、聴覚（auditory）、体感覚（kinesthetic）の頭文字になります。このVAKの使いかたには人それぞれの個性があり、視覚中心に情報を得ている人、聴覚がほかの感覚よりも敏感な人、また、体感覚がより鋭い人という分類に沿っています（**表4-1**）。これを人によって違う"表象システム"といいますが、相手の表象システム（優位な特徴）に合わせてコミュニケーションすると、短時間で信頼関係を深められるというものです。
　NLPには、ほかにも使えるコミュニケーションのテクニックがたくさんあり、患者だけでなく、普段あまりコミュニケーションがとれていないスタッフとの信頼関係を構築する場合や、医師との連携といった病院内での日常業務で活用でき

表 4-1　VAK モデルによるコミュニケーションの特徴

VAK モデル	コミュニケーションの特徴
V 視覚優位な人	・話のテンポが早い（頭の中に見えているものを伝えるため） ・話がよく飛ぶ（頭の中の映像がどんどん切り替わるため） ・グラフや絵・図などの視覚的表現をする ・視線は上方40度辺りに向きがち　など
A 聴覚優位な人	・話す速さは普通 ・言葉で伝えられたことを、繰り返せる ・声の調子や言葉に反応しやすい ・視線を左右によく動かす　など
K 体感覚が優位な人	・感じながら話すため、話すテンポは遅い ・言葉で理路整然、淡々としていることを嫌う ・プロセス重視で、結果よりも過程が大切 ・目を下方に動かす傾向がある　など

（芝健太：プロが教えるはじめてのNLP超入門，p.52，成美堂出版，2011．を参考に作成）

る実践的なものばかりです。皆さんもこの機会に、ぜひ学びを深めてみてください。

② ホスピタリティ・マネジメント

　NLPを使ったコミュニケーション技術で、患者にいっそう信頼される看護師になったら、患者満足度はどれくらい上がるでしょうか。満足度については、第1章の「③職員満足度（ES）調査の活用」（p.17）で取り上げた職員満足度調査と同様に、患者満足度（CS）の向上に結びつく行動としても評価されます。

　具体的な評価項目には、どんなものがあるのか、あらかじめ知っておくと改善点を押さえやすくなります。ここではサービス業における評価軸を「ホスピタリティレベル」とし、医療機関だけでなく、様々な業種の調査結果を踏まえ、詳細項目を定義、可視化されたものを参考にしてみましょう（**図4-9**）。なお、本内容はJTBコーポレートソリューションズ（現JTBコミュニケーションデザイン）により開発されたものです[*8]。

　「ホスピタリティ」の語源は、もともとラテン語の「hospes」（ホスペス）という"旅人や客人を、喜びをもってもてなす"意味の言葉からきています。ここからホスピタリティだけでなく、病院を意味するホスピタル、おもてなしをする施設としてのホテルという言葉が生まれています。これを「ホスピタリティレベル」という評価軸で表すにあたって、「ホスピタリティ」を"相手に喜んでもらうために自ら進んで行う、相手の期待を超える気持ちと行動"と定義しています[*9)]。

図 4-9　患者が感じる医療サービスの価値構造

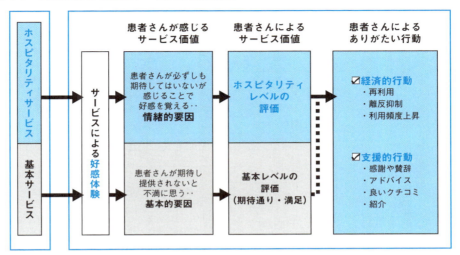

（JTB コーポレートソリューションズ）

　患者が感じるサービス価値は「基本的要因」と「情緒的要因」の2つに大きく分けられます。この考えかたをさらに6レベル、29項目に分けて指標化できます（**表4-2**）。

　病院の場合、基本的要因は患者の期待度が大きく、期待通りに提供されないと不満につながります。一方で、情緒的要因は必ずしも期待していないものの、評価が高ければ、満足度が高まり、信頼感やリピーターづくりに結びつくことになります。

　さて、満足度を上げることと、不満を解消することは別物（施策の次元が違うこと）であるということを、皆さんは第1章の「③外発性と内発性の特徴」（p.9）で、すでに学んでいます。ここでは、これを今一度、念頭に置き、調査結果の解釈に進みましょう。

　表4-2の詳細項目をもとに調査した結果が、**図4-10**になります。サービス評価の測定は、各項目に対する患者の「重視（事前期待）」と、事後の「評価」の差がポイントになります。つまり、患者の期待が高いにもかかわらず、評価の低い項目は不満解消や、真の満足度向上につながっていないということです。

　分析結果からわかるのは、基本的要因の「レベル1」にあるマニュアル的な対応は十分できているが、「レベル2」「レベル3」の個々の患者への対応は、ほとんどの項目で事前期待が高いにもかかわらず、評価が20点以上低いということです。

表 4-2　6 つのレベルの「患者が感じるサービス価値」

情緒的要因	レベル6	記憶に残る感動サービス	期待超越	期待をはるかに上回る素晴らしいサービス・対応をしてくれる
			うれしい驚き	予想外のうれしい驚きを与えてくれる
			先読み	必要なことを先回りして考えて、きめ細かく準備・対応してくれる
			個別配慮	こちらの個別の事情や情報をよく把握して、特別な配慮をしてくれる
			仲間意識	同じ仲間のような気持ちになれる対応をしてくれる
			洞察・察知	言葉にしない不安やニーズを上手に汲み取ってくれる
	レベル5	共感できる心地よさ	共感	医療に対する取り組み姿勢やサービスの考えかたに、賛同できる
			読み込み	こちらの立場に立って、踏み込んだ対応をしてくれる
			リピーター重視	定期的に受診していることを覚えており、配慮をしてくれる
			親密さ	治療・診療の対応やコミュニケーションを通じて、親密さを感じる
			加重提案	こちらの依頼に答えてくれるだけでなく、新しい治療方針やよりよい治療方針を考え、提案してくれる
			快適さ	自分に合った、しっくりくる治療や対応をしてくれる
基本的要因	レベル4	組織としての信頼感	組織力	どの医師や看護師でも、期待通りの満足を与えてくれる
			コンスタント	いつ来院しても、いつ受診しても期待通りの満足を与えてくれる
			信頼感	対応・言動・印象に頼りがいがあり、安心して任せられる
			臨機応変	計画以外の出来事に対して、柔軟に対応してくれる
	レベル3	患者さんが期待する品質	アフターフォロー	治療・診療後のこちらの状態を気にかけ、必要な対応もしてもらえる
			コスト管理	治療費が高額にならないよう、こちらの予算を把握して、その中で最適な対応を考えてくれる
			的確	こちらの希望や要望にあった対応をしてくれる
			計画的	治療方針や段取りについて、計画的に対応してくれる
	レベル2	患者さん対応の基礎	情報提供	治療・診療の際に、十分な情報の提供や案内をしてくれる
			約束遵守	約束したことを守ってくれる
			迅速	迅速な対応をしてくれる
			正確	正確な対応をしてくれる
			ヒアリング	こちらの健康状態や症状、治療などに対する希望や要望をしっかり聞いてくれる
	レベル1	ビジネスマナー	お礼・お詫び	気づかいの言葉や、お礼やお詫び、挨拶をしっかりとしてくれる
			笑顔	気持ちよい笑顔で接してくれる
			言葉づかい	失礼のない言葉づかいで接してくれる
			服装・身だしなみ	気持ちよい服装や身だしなみで接してくれる

(JTB コーポレートソリューションズ：病院のホスピタリティレベルは低い!? 患者基点のマインドと対応力を磨こう，最新医療経営Phase 3，(10)；64，2011．より引用)

　一方で、情緒的要因は事前期待がそれほど高くないことから、努力すれば確実に満足度向上が図れる状況です。

　ちなみに、基本的要因の総合評価では73.3点となっており、調査対象の32種類のサービス業のうち21位という結果になっています。病院は生命・健康を扱うので、他業界に比べて「顧客＝患者」の要求水準がより高いので、評価は厳し

図4-10　病院におけるサービス評価

分類	レベル	項目	重視	評価
情緒的要因	レベル6	期待超越	12.0	11.2
		うれしい驚き	15.5	7.7
		先読み	23.3	9.5
		個別配慮	23.3	10.3
		仲間意識	12.0	6.0
		洞察・察知	19.0	12.0
	レベル5	共感	28.8	18.9
		踏み込み	18.1	12.9
		リピーター重視	30.2	13.8
		親密さ	25.9	13.0
		加重提案	33.6	14.7
		快適さ	30.1	17.3
	レベル4	組織力	31.0	12.9
		コンスタント	30.1	13.8
		信頼感	33.6	17.3
		臨機応変	31.0	7.7
基本的要因	レベル3	アフターフォロー	60.3	34.5
		コスト管理	46.6	28.4
		的確	56.9	36.2
		計画的	63.8	43.9
	レベル2	情報提供	64.7	40.5
		約束遵守	60.3	38.8
		迅速	70.7	37.1
		正確	68.9	38.8
		ヒアリング	63.0	38.0
	レベル1	お礼・お詫び	20.7	27.6
		笑顔	25.0	25.0
		言葉づかい	17.3	27.6
		服装・身だしなみ	16.4	27.6

※2011年7月、1年以内に400床以上の総合病院を利用した40〜69歳の男女を対象に調査。n=116
（JTBコーポレートソリューションズ：病院のホスピタリティレベルは低い!? 患者基点のマインドと対応力を磨こう，最新医療経営 Phase 3, (10); 65, 2011. より引用）

くなりがちですが、看護師の高いコミュニケーション力が病院組織全体として評価されているのに、必ずしも満足度向上には結びついていないというのはとても残念な話です。

では、マニュアル的サービスから一段上のホスピタリティ・マインドを醸成していくためには、どんな点を押さえればよいのでしょうか。

〈1〉相手の感じる価値志向

　患者が感じた価値が、すべての基点でありゴール。患者の立場・志向を踏まえたサービス提供を行おうとする意識です。

〈2〉Happy-Happy志向

　患者に喜んでいただけることを自分自身のやりがいとし、患者やほかの医療職への感謝の念を忘れないでいようとする意識です。これは、内発的なモチベーションがあり、組織内での協調志向が充足されている状況です。

〈3〉長期的関係性志向

　患者との長期的な関係構築を目指したサービス提供を行おうとする意識です。たとえば退院することがゴールではなく、退院後の生活や人生におけるQOL（生活の質）をどう向上させていくかについて、積極的に関与することです。

*

　接遇・マナー研修を実施している病院は多いですが、このような「マインド＝意識」が伴わなければ、患者満足度の向上に結びつきにくく、周辺の競合病院と差別化はできないことになります。

　こうした状況を打破するために、最近ではホスピタリティ・マネジメントに取り組む病院が増えています。病院にとってのホスピタリティ・マネジメントとは、患者自身の継続利用はもちろんのこと、口コミや紹介による地域住民のファン層創出を効果的に達成するための問題解決活動全般のことを指しています。

　ホスピタリティ・マネジメントは、病院職員の「マインド」「モチベーション」「アクション」の3つを管理・改善・推進する活動に集約されます。具体的には次の4分類があげられます。

> A）院内発信系：クレド（経営理念）策定、キックオフイベント（プロジェクト立ち上げなどのときに行う意思統一のためのイベント開催）、研修など。
> B）調査系：患者満足度調査、職員満足度調査、目安箱の設置など。
> C）制度系：院内表彰制度、現場への権限委譲、個別面談、朝礼スピーチなど。
> D）院外発信系：外来患者向け院内報、ホームページでの取り組みの発信など。

（JTBコーポレートソリューションズ編著：歓喜のホスピタリティ・マネジメント；「おもてなし」大国ニッポンが陥るサービスの落とし穴, p.39, ダイヤモンド社, 2014. より一部改変して引用）

特に、研修は従来の接遇マナー研修とは異なり、事前診断することで強み・弱みを認識したうえで受講するといったものや、リピーターの多い有名旅館やレストランで客となって感じたテクニックをどう院内で展開するか考えるなど、工夫が凝らされるようになってきています。

3. 達成感、貢献実感が育まれる公平な評価システム

　皆さんは患者のケアを通して「私のやりたい看護」を実践できていると感じることが、よくありますか。やりたい看護ができている人は、仕事の達成感や、患者や家族、そして地域住民への貢献実感がきっと得られていることでしょう。

　しかし、急性期の病院では患者のケアが分刻みであり、自分の担当している患者の治療から退院していくまで、達成感や貢献実感を得ながら、自分がやりたかった「寄り添う看護」を実践できていると感じるのは難しいところもあるのではないでしょうか。

　図4-11は地方都市の中心部に位置する脳神経外科に強い急性期の総合病院の調査結果です。規模は200床程度で、筆者が携わった職員満足度（ES）調査では全国の同規模病院平均を上回るよい結果となっています。同院の職員の患者満足志向は看護部全体で100点満点中68.3点と、急性期病院で65点を超えるのは、かなりよい結果といえます。ちなみに患者満足志向とは、職員本人に「あなたが患者様という立場だったら、今の病院の患者満足度は100点満点で何点ですか」という設問での回答結果になっています。患者自身の満足度ではないですが、所属職場の推奨意向（人に勧める意思）につながるので、自分たちが提供する医療サービスに自信や確信がもてるかという重要な判断指標になります。

　さて、**図4-11**の2つの部署を比較すると、いくつか気になることがあります。①脳神経外科外来、ICU／OP（手術室）ともに患者満足志向が看護部平均（68.3点）を下回っていること、②「マナー」や「患者満足度（CS）向上への取り組み」だけでなく、ほとんどの項目の自己評価が脳神経外科外来よりICU／OPのほうがよいことです。

　一つずつ考察してみましょう。まず、脳神経外科外来、ICU／OPといえば、急性期病院のイメージそのものといっても差し支えない部署でしょう。そういったところにおいて、看護部平均を下回る患者満足志向というのは、少なからず問題がありそうです。ただ、実は筆者が携わったほとんどの急性期病院では、同様の部署で似たような結果もしくは、これ以下の悪いスコアになることが多いのです。

図 4-11 脳神経外科外来（左）と ICU ／ OP（右）の患者満足志向

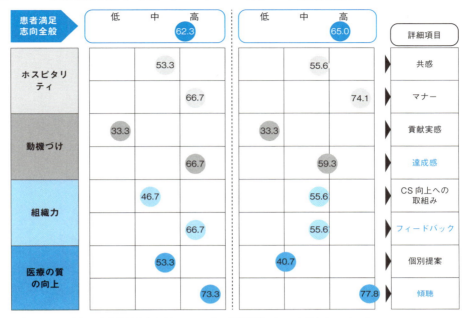

評価項目の色文字は患者満足志向全般のスコアとの相関係数が 0.3 未満となっている。

　その理由は外来、ICU ／ OP といった部署では、前述した「わたしのやりたい看護」「寄り添う看護」の実感が伴いにくいといった状況があります。これは、内発的なモチベーションを喚起する特性である、興味、達成、関心という 3 つの要素によって説明できます（**図 4-12**）。せっかく看護という仕事そのものに内発的なモチベーションが喚起されているのに、仕事の結果として達成感や貢献実感が得られないとなると、疲弊しやすく、次もがんばろうという気持ちにつながりにくいのです（p.16、**図 1-7** の「ロウラー、ポーターによる期待説モデルのモチベーション・サイクル」が参考になります）。

　実際に**図 4-11** の調査結果をみても、貢献実感は最も低くなっています。達成感は高いのですが、患者満足志向との相関性は高くなく、結果的に内発的なモチベーションが高まりにくく、患者満足志向のスコアが低い結果になったと考えられます。

① 評価のもつパワーを活用する

　貢献実感、達成感が低い場合、どのように高め、患者満足志向に結びつくモチ

図4-12　内発的なモチベーションの3つの特性

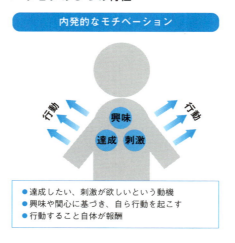

ベーションを喚起することができるのでしょうか。実はここで重要なのが、第3章の「2．モチベーションを高める目標設定」（p.99）で学んだ「目標設定」を行うとともに、評価者である看護師長の評価スキルを高めることです。

どんなによい目標設定がなされていても、評価内容が曖昧であったり、評価基準がぶれていては評価される側のモチベーションは下がりかねません。実際に筆者が200人規模の看護管理者を対象にしたセミナーで「これまで、人事評価面談でモチベーションが上がったことがある人は手を挙げてください」といったところ、挙手した管理者はゼロでした。評価者である管理者のモチベーションが上がらない状況では、モチベーションの伝播性から考えて、面談によって被評価者（スタッフ）のモチベーションが上がらないことは容易に想像がつきます。

どうして、このようなことが起きてしまうのでしょう。様々な理由がありますが、まずは評価する側の上司は、面談前に必ず次のことを振り返っておく必要があります[*10]。

- 日頃のコミュニケーションから生じる「評価誤差」の原因はないか？
- 公平公正な評価を心がけているか？

では、「評価誤差」の原因について見てみましょう。評価する際に生じてしまうのが、次の4つです。いずれも期末の評価面談や期中の中間面談で、ある程度は防ぐことができますが、2か月に1度くらい、年度目標の進捗確認や、関連する課題や障害を取り除くための面談をすると効果的です。なぜなら、筆者が手が

けた意識調査によれば、上司と部下の間のコミュニケーションの量と質は、明らかに上司に対する信頼度と相関関係があり、特に「上司は私を正しく理解しようとしている」「上司は私の課題となることについて熱心にアドバイスしてくれる」といったことが適切に実施されていると、部下の上司に対する信頼度は高くなるという結果が出ているからです。

①人事評価・制度に対する部下の浅い理解
②評価内容に関する上司と部下双方の合意形成の欠如
③上司の「評価対象となる事実の忘却」
④部下の「自己理解の欠如」「自己防衛本能」

また、そのほかに、コミュニケーションそのものの不具合（双方の誤解や、相手に関心があまりないなど）があると、公平公正な評価をかなり難しくするため、より注意を払う必要があります。

では、公平公正な評価を心がけられているか、過去の面談シーンで以下の5項目を振り返ってみてください。

①平均主義に陥っていないか
②私的感情をもって接していないか
③先入観で相手を見ていないか
④事実確認せずに類推で話していないか
⑤曖昧な記憶を、確認せずに評価していないか

これらは、上司が評価の際に陥りがちな典型的な評価エラーといわれるものです。いずれにしても納得感がない、モチベーションが上がらない評価というものは、上司の評価と部下の自己評価にギャップが生じていて、いずれかの評価が適切でない可能性があります。

上司は、評価エラーが起きないように注意し、部下の背景や心理を洞察して対応しなければなりません。図4-13にあるように、部下の高評価・低評価にある部下の背景や心理をかんがみて、日々のコミュニケーションを心がけることが大切です。

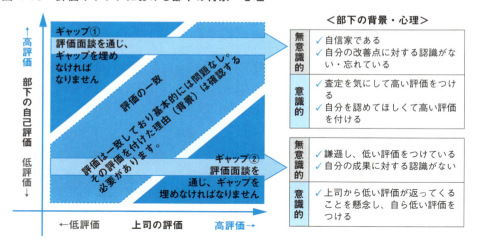

図4-13　評価ギャップにおける部下の背景・心理

② 評価基準を明確にし、日々意識できるしくみをつくる

　目標管理、クリニカル・ラダー審査、人事評価は、三位一体で運用されてこそ、人財育成と組織開発が両輪で機能し、部署の活性化ならびに看護部、病院への組織貢献が具現化されます。しかし、立てた目標が曖昧で漠然としていたりすると、上司と部下の双方で認識ギャップが生じてしまいます。こうした誤解を生みやすいものに、目標設定時点でNGワード(**表4-3**)を用いていることがよくあります。

　特に目標設定の際、中長期の視点で設定することが多いクリニカル・ラダーにかかわる能力開発項目においては、1年間の成果としての定量化が難しく、評価基準を明確にしづらい項目があります。こうしたことを解決する1つの方策として"コンピテンシー評価"の導入があります。

　"コンピテンシー"とは人事の専門用語ですが、「成果につながる行動」や「活躍する人に特徴的な行動や考えかた」を意味しています。まさに病院、そして看護部が看護師に求めている「評価基準」であり、クリニカル・ラダーの運用に適用できます。

　筆者が携わった都市部の大学病院(1,000床超)の、看護師長のコンピテンシー診断では「計画立案」が共通課題(弱み)として析出されました。「計画立案」のコンピテンシー定義は**表4-4**に示す内容です。この病院では、こうしたコンピテンシー診断をすべての看護師長が受け、管理職としての問題解決力向上と目標

表 4-3　目標設定の際の NG ワードの例

NG ワード	観点（認識ギャップの原因）
努力する	何をどこまでやるのか
極力	やらないと言っているのと同義
支援する、協力する	どうなったら、支援（協力）することになるのか
……など	目標項目が未設定
積極的に	目標として当たり前のことで、評価が難しい
共有化する	どういう状態（環境）をイメージしているのか
検討する	目標にはならない
削減する	どこまで削減するのか、それを測定できるか
能力を引き上げる	どういう状態を指しているか
入力を行う、資料を作成する	入力や資料作成は作業であり、目標ではない。その結果、どういった効果・効用を期待するのか

表 4-4　管理者に求められる「計画立案」のコンピテンシーの定義

> **計画立案：実現可能な行動計画を立て、リスクヘッジができているか**
>
> 　計画立案とは、無理なく目標を達成できる、考え抜かれた現実的な計画を立てることです。途中のマイルストーン（計画修正地点）の設定がなされ、5W2H（いつ・どこで・誰が・何を・なぜ・どうする・いくら）が示され、組織内で共有されていなければなりません。計画には、目標達成を阻害するリスクを盛り込んでおくことも大事です。どれだけリスクを想定できるかが目標達成のカギとなります。
>
> 〈OK な行動〉
> □目標達成に向けて 5W2H が明確な、現実的な計画が立案されている
> □計画に、目標達成を阻害するリスクが織り込まれている
> □立案された計画がメンバーに共有されている
>
> 〈NG な行動〉
> □5W2H が不明確で、到達点までの道のりがわからない計画になっている
> □リスクを想定しない計画を立てている
> □立案された計画がメンバーに理解されていない
>
> 〈チェックポイント〉
> 　その計画には 5W2H が盛り込まれていますか。修正可能な途中のマイルストーンが明示されていますか。達成するための体制や役割は明確になっていますか。
>
> 〈推奨行動〉
> 　理想的すぎる計画ではなく、メンバーが休む・辞める・想定通りに成果が上がらない・進行しないなどのリスクを盛り込み、現実可能な計画を立案しましょう。トラブルがあった場合に備え、遅れを取り戻すプラン B も用意しておきましょう。

（西尾太：人事の超プロが明かす評価基準, 三笠書房, p.160, 2015. より引用）

設定の研修を実施しています。今後は人事制度の見なおしにコンピテンシーを導入し、スタッフ層へも展開していく予定です。

　こうしたコンピテンシー項目を評価基準に取り入れる病院は徐々に増えているようですが、重要なことは評価基準が具体的に明示され、目標設定や期末評価時だけでなく、いつでも誰もが参照できることです。また、こうした人事評価の結果がシステムで蓄積されることにより、評価プロセスが可視化され、管理者間の

評価スキルの向上、平準化へとつながります。人が人を評価するということに完璧さを求めるのではなく、納得性をいかに高めるかという視点が非常に重要なのです。

③ 成長欲求を刺激する評価ストーリー

多くの病院のクリニカル・ラダーやキャリア開発のしくみは、P．ベナー（Patricia Benner、1984）の臨床看護実践の熟達度を参考にしていると思います。ベナーは臨床看護師へのインタビューや観察を通した記述的な研究方法により、臨床看護実践における5つの熟達段階を明らかにしたことで有名です。

病院のホームページで看護部のサイトを見ると、500床以上の総合病院では臨床看護実践の項目は熟練段階に沿って具体的に提示されています。おそらくは技能評価も各部署で適正に実施され、スペシャリストの育成やキャリアは比較的にイメージしやすく、「目標設定」や「評価」を使った動機づけも定着しているのではないでしょうか。

しかし、日本では病床機能の再編や地域医療連携という観点から、これまで以上にジェネラリストの看護師の育成が急務になっています。また、看護師長、主任といった管理職になりたがらない看護師もまだ多いように見受けられます。こうしたキャリア形成においては、目指したい看護師像が描きにくく、本人も目標感を見失いがちです。そのため評価のシーンでは、成長欲求をうまく刺激し、高めて持続させていくことが求められます。そこでは「立場の違いによる組織への影響力」を中長期的な評価ストーリーに盛り込むとよいでしょう。

「立場の違いによる組織への影響力」とは、ベナーの熟達段階とも関連してきますが、新人であれば、まだ仕事を教えてもらっている段階なので、半人前（0.5人）ということになるでしょう。2年目以降であれば一人前（1人）と言い換えることもできます。一方で、リーダーの立場になると、チームやメンバーを率いて目標達成する必要性があるので、影響力はチームメンバーが5人であれば5人、同様に主任であれば10人、看護師長であれば20人と病院や部署の規模に応じて、責任と権限に伴う影響範囲（後輩・スタッフの指導など）は広がってきます。また、ジェネラリストは日本看護協会で「経験と継続教育によって習得した暗黙知に基づき、その場に応じた知識・技術・能力が発揮できる者」（2007年）と定義されていますが、その具体的なイメージや資格認定を例示しているわけではありません。ですから、病院によって、複数の部署での経験やチームでのリー

ダー、他職種と連携する役割、退院支援看護師、訪問看護師、さらには管理者へと、様々な役割やキャリア形成が想定されます。ただ、一概にいえることは、その役割に応じて影響範囲（かかわる医療職）が確実に増えていく傾向があるということです。

このように影響力が高まると「看護部全体→病院経営→地域社会」と仕事の幅が広がるだけでなく、様々な職種の人たちと人脈も構築でき、キャリア・イメージも膨らみます。たとえば看護教員になる、訪問看護ステーションの運営に携わる、行政や看護協会で地域医療や看護の問題に取り組むなど、視野が広がることで、新たな活躍のステージが描きやすくなるのです。評価ストーリーとは、単に上司から部下へと1年間の評価を伝えるだけなく、こうした可能性を一緒に模索しながら、期待とともに貢献実感を与えることが、成長欲求を強く刺激することにつながるのです。

さて、このように考えると看護師長、主任に登用する人に対しても、評価ストーリーを意識して、早めに管理者育成のレールに乗せていくほうが、スタッフ本人の納得性だけでなく、モチベーションも高まることは容易に想像できます。現実的に考えても、看護師長、主任への登用時にモチベーションが下がったという人が少なくない事情と、これから病床機能の再編が待ったなしの状況をかんがみると、管理職層の人財ストックが豊富な看護部を有する病院こそ、安定した経営を実現できるのではないでしょうか。

であれば、管理者に求められるコンピテンシーの定義や評価方法を具体的にクリニカル・ラダーに盛り込んでいき、システム化することは、特に急性期病院にとって、極めて当たり前であり、現実にそうした病院が増えていることもうなずけます。

筆者が実施した看護師長のコンピテンシー診断で興味深い結果があるので、紹介します。看護師長の影響力は、①スタッフに対して適切な助言を与えられる問題解決力はもちろん、②組織を束ねる立場に応じたゆるぎない目標達成力、③病院を取り巻く環境変化を乗り越える創造力・変革力、④他職種との連携やリーダーシップの発揮による周囲を巻き込む力、の4つをコア・スキルとして可視化していく必要があると考えています。

図4-14は筆者がかかわった2つの市立病院の看護師長スキルの診断を比較したものです。まず、4つのスキルが、どちらもほぼ70点以上ということですが、同じ病院の主任やスタッフの診断結果では、ここまでのスコアには到達していません。つまり、看護師長に求められる特徴的なコンピテンシーということがいえ

図 4-14 市立病院の看護師長スキルの比較

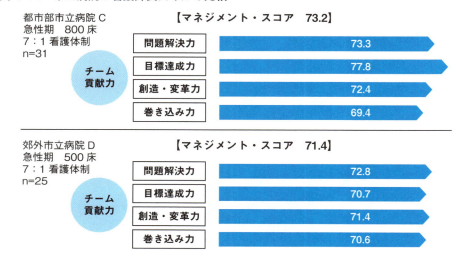

るでしょう。また、市立病院Cは病棟再編の最中にあり、看護師長の管理能力が問われる局面です。全体的に市立病院Cは市立病院Dよりスコアが高くなっていますが、特に「目標達成力」では如実に差が表れています。

　このような結果を見ても、看護師長に求められるコンピテンシーは明確であり、各病院が求めている具体的な内容には違いがあるのです。

　スペシャリストだけが看護師のキャリア・ゴールではないという点からも、コンピテンシーといったツールを使って、病院や看護部が看護師に求めている「評価基準」として気づきを与え、今、自分に求められているものを自覚してもらうことです。こうした目的で、コンピテンシー導入が成長欲求を高められる新たな手段として注目されているのです。

4. マグネット・ホスピタルの評価から見えてくるシステム化の必要性

　マグネット・ホスピタルとは、アメリカにおいて「磁石のように看護師を引きつける病院づくり」を実践している施設を評価・認定する制度です。1980年代当時、アメリカの病院は深刻な看護師不足に直面し、多くの病院では退職者が続出するにもかかわらず看護師への応募がないという状況でした。こうしたなか、看護師が辞めることなく働き続け、看護師確保に成功していたアメリカ全土165か所の病院について、アメリカ看護アカデミー（American Academy of Nursing）の病院看護実践部会が1981年に調査したところ、看護管理者とスタッフが共通して、職業的にも、個人的にもやりがいのある職場環境にあると認識している傾向にあることが明らかとなりました[*11]。

　そして、これらがどのような点でやりがいがあると認識されていたのかの分析によって抽出された要素は、アメリカ看護認定センター（American Nurses Credentialing Center；ANCC）のマグネット機関認定プログラムにおけるマグネティズム（magnetism；磁力）評価の基盤となっています（詳しくはANCCのホームページなどで確認してください）。

① 重要指標にはシステム化が必須である

　ANCCのマグネット機関認定のプロセスは、①認定申請書類の提出、②審査書類の提出、③査察の3段階がありますが、このうち被審査施設が準備する審査書類は施設プロフィールとマグネティズム評価の14項目についての説明・記述に二分されます。準備すべき書類が多岐にわたるため、ほとんどの施設では実際に申請するまでに2年、申請が受理されてから審査書類を準備し、査察を経てマグネット機関認定されるまでに、さらに3年の年月を要するというのが通例のようです。

　これほど、長い準備期間と膨大な作業を経て、厳しい審査基準をクリアして

認定承認となっても、また認定後4年目には再認定のための申請が必要となります。しかも、初回認定時と同じ状況で再認定を得ることは難しく、たとえば質の指標であれば、初回認定時よりもさらに改善していることが求められるのです。つまり認定準備のために整えた各種指標やデータは随時入力するなど、蓄積するためのシステム化が必須となり、当たり前のことですが、スタッフ一人ひとりも改善目標を毎年掲げていくことになります。

　また、1年ごとにマグネットプログラム事務局へマグネット機関認定基準に適合していることを示す必要があり、その際には組織の統計学的データなどとともに看護師満足度と患者満足度についての説明と、看護の質指標データを報告しなければなりません。

　こうした取り組みは、第1章でも触れた職員満足度（ES）調査とモチベーションの関連性、そして本章で紹介した患者満足志向を看護師の貢献実感や達成感といった内発的なモチベーションから類推するという、具体的な人材マネジメントのありようを検証し改善していくPDCAサイクルとも合致します。

　皆さんの病院がマグネット・ホスピタルを目指すのであれば、ANCCのマグネット機関認定のプロセスと同様なしくみをつくり、定期健診のようにチェックできるシステム化を図り、職員全員による課題共有から改善活動へつなげていくことが求められることになります。

② 看護の質指標についてのデータ収集には満足度評価が多い

　ANCCのマグネット機関認定プログラムへの申請基準の最後にあげられているのは、看護にかかわる質の指標についてのデータ収集です。自施設において所定のデータを収集し、可能な限り大きな外部のデータベースと比較して、自施設のデータがその外部データベース上で、どのレベルに相当するのかを示さなくてはならないとしています。これは、日本看護協会で取り組んでいるDiNQL（労働と看護の質向上のためのデータベース事業）のベンチマーク評価と同じ考えかたであり、指標の改善が自己満足に終わらないように、より高いレベルへチャレンジするための目標設定といえます。

　マグネット認定では看護の質を図る指標に、看護師と患者の満足度が半分を占めており、まさに看護の質向上として成果確認を非常に重視していることを表しています。ちなみに、DiNQLでは136項目ある評価指標のうち「職務満足度調査」のみとなっています。どういった評価指標を収集するかは、それぞれの制度や施

策の目的により、一概にはいえませんが、少なくともマグネット・ホスピタルの看護の質向上では看護師のモチベーションと患者満足志向が重視されていることは注目すべき内容といえるでしょう。

　今後、皆さんがマグネット機関認定プログラムと同様の目的やねらいでDiNQLにチャレンジする際、気をつけてほしいことは、認定取得やレポートのフィードバックに一喜一憂するのではなく、データは結果指標であることを意識することです。

　ある大学病院でも病院機能評価のために毎年、職員満足度調査を実施しているのに、活用できていませんでした。職員への多大な負担もあり、毎年の回収率も低下している状況でした。このように、もし病院機能評価の受審時だけデータ収集するなど、イベント的になっているようでしたら要注意です。調査実施は手段であり、目的は調査結果を踏まえた改善活動にあることを今一度、思い起こす必要があるでしょう。

③ 看護のリーダーシップの質は何で決まるのか？

　マグネティズム評価について述べましたが、そのなかの項目である「看護のリーダーシップの質」について考察したいと思います。当該項目で"期待されること"は「豊かな知識をもった管理者が、綿密に構築されたストラテジーに沿ってリーダーシップを発揮する」とあります。具体的には以下の7つが構成要素として提示されています。

①すべてのレベルの看護師について能力・技能の向上、より上級の教育を受けることの価値を認められる。各看護師はこれらに取り組むことを奨励・支援される
②看護部門が掲げる使命、展望、価値観、信条、戦略的プランと病院のそれらが調和している
③看護部長は病院運営、看護実践に関連する事柄においてすべての職員から、院内すべての看護師の代表者であると認識されている
④看護部長、その他の看護管理者は看護実践のために適正な年間予算と人員を確保することができる
⑤看護師満足度が妥当性のあるデータ収集ツール／方法を用いて測定されている。測定された看護師満足度に基づいた対策についての意思決定には、

> 　直接ケア看護師＊が関与している
> ⑥さまざまな役割（直接ケア、上級看護実践、管理、組織運営など）を担う看護師が病院全体の意思決定機関に関与している
> ⑦直接ケア看護師が定期的に公式・非公式の組織内のワークグループに関与している
> ＊直接ケア看護師：各勤務帯で患者を受け持ってケアを提供する看護師を指す。

（桑原美弥子：マグネット・ホスピタル入門；磁石のように看護師をひきつける病院づくり，p.43，ライフサポート社，2008．より引用）

　これらの構成要素をクリアする術は、今まで取り上げた施策や事例などから、ほとんどの項目が振り返ることができます。しかし、アメリカと日本の組織風土の違いからか、筆者のコンサルティング現場の経験では、構成要素④の看護管理者が確保すべき適正な年間予算と人員に対する決定権が院長もしくは、事務部門に委ねられているところが少なくありません。また、看護師長の予算に関する決裁権限もないか、極めて少額のケースが多く見受けられます。

　さらには看護部長がボードメンバー（経営幹部）の肩書きである副院長、理事といった役職を兼務するケースも、まだ少ないようにも見受けられます。

　こうしたことは、病院で半数以上の職員数を抱える看護部門のプレゼンス（存在感）が高められないだけなく、看護師長のなり手を減らしたり、影響力をより高めたい優秀な人材が流出するリスクもはらんでいます。それだけに人材マネジメントの本質的な課題ともいえるでしょう。

5. 【実践事例】未来予想図に向けた医療サービスの実現

　2015（平成27）年3月に厚生労働省から「地域医療構想策定ガイドライン」が示されました。これは2025（平成37）年に到来する超高齢社会に耐えうる医療提供体制の構築に向け、医療需要を推計し、各地域のニーズにあった医療提供体制を構築するために、都道府県が「地域医療構想（ビジョン）」を策定するためのガイドラインです。都道府県は各地域における高齢者人口の変化を踏まえ、医療機能の偏在を是正し、在宅医療への注力もしくは、機能別病床数を調整することになります。

　ここで紹介する亀田総合病院（**表4-5**）がある千葉県は、ここ10年の高齢者人口の増加率が全国で埼玉県に次ぐ2位となっている状況にもかかわらず、人口10万人当たりの医療資源（医師数、看護職員数、病床数）は全項目で47都道府県中45位前後と、需要に対して供給が追いついていない厳しい地域です。

　こうしたなか、同院の亀田信介院長は「医療サービスは地域住民のニーズの高いサービス産業である。そして、患者へのサービス向上が、厳しい経営環境にある病院の生き残る道である」と強調します。一方で、「医療サービスの特徴として、商品は顧客との協働によってつくられ、顧客の能動参加によりサービスの効果向上、満足度向上が期待できる」とも指摘しています。ここでは、亀田総合病院が

表4-5　亀田総合病院の概要

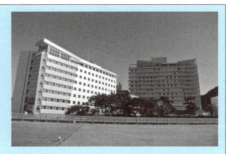

医療機関名　医療設置主体　医療法人鉄蕉会
病院種別　一般病院
評価認定　日本医療機能評価機構（Ver.6.0）、ISO9001認証（Ver.2008、2001年）、JCI（Joint Commission International）認証（日本初、2009年）
機能・特質　千葉県救命救急センター、厚生労働省指定臨床研修指定病院、厚生労働省指定（外国人医師）臨床修練指定病院、災害拠点病院、がん診療連携拠点病院、難病医療協力病院、地域リハビリテーション支援病院など
病床数　一般865床（うち開放病床30床）／精神52床
職員数　2,362人（2016年4月1日）
看護職員数　817人（2016年4月1日）
看護体系　10：1（一般病棟）

継続的に患者満足度の向上を図るため、どのように考え、どういったしくみ（システム）を構築しているのか見ていきましょう。

① Customer satisfaction から Customer delight へ

　亀田総合病院は"Customer satisfactionからCustomer delightへ"を掲げ、医療サービスを提供しています。Customer delight（患者感動）とは、Customer satisfaction（患者満足）を発展させた考えかたで、患者が期待する以上の医療サービスの質やレベルを提供し、患者に予想外の価値として、喜びや感動を与えることを意味しています。

　しかし、決して過剰なサービスを提供するわけではありません。その考えかたのベースにあるのが「患者様を中心とした安心できる組織的チーム医療の実践」であり、患者参加型の医療サービスなのです。

　そのポリシーの一端を、私たちは亀田総合病院に行かなくても実感することができます。それが同院のホームページに掲示されている「患者さま！　あなたにできることは？」です。そこでは、患者自身が治療に参加することで医療事故を防ぐ18のヒントが明らかにされています。以下は同院ホームページから、それを抜粋したものです。

- あなた自身が、医療チームの一員として積極的に参加することで医療事故を防げます。
- 入院の際は、あなたに必要な検査や治療を受けている患者が多い病院を選びましょう。
- かかりつけ医師などに、誰があなたの治療に責任をもっているか確認しましょう。
- 家族の一員や友人に一緒にいてくれるよう、また援助してくれるように頼みましょう。
- 医師や看護師に尋ねるか、信頼できる文献を用いて、あなたの症状や治療について知りましょう。
- あなたが飲む薬について、理解できる言葉で説明してもらいましょう。
- 退院するときには、自宅での治療計画を主治医に説明してもらいましょう。

（亀田総合病院：患者さま！あなたにできることは？；医療事故を防ぐための18のヒント. http://www.kameda.com/patient/selfcare/index.html（最終アクセス日：2016/5/19）より引用）

これらの一つひとつが患者の権利であり、責任でもあります。しかし、同院はこれらを事前に開示することで、患者にプレッシャーを与えているわけではありません。同院の様々なサービスを利用するにあたって、こうした注意を促すことで、患者との信頼関係を強固にし、協働によるCustomer delightを実現しているのです。ここでは、代表的な取り組みを2つだけ紹介します。

〈1〉患者が閲覧できる電子カルテシステム

　亀田総合病院は世界でも初めて1995（平成7）年に全病院的に電子カルテを導入しました。2002（平成14）年からは、世界中どこからでも登録さえすれば、患者自身がカルテを閲覧できるようになっています。病院ではベッドサイドに、インターネットに接続できるパソコンと認証用のカードリーダーが設置され、本人だけでなく、本人が認めれば家族らも院内だけでなく遠隔地でも患者本人の電子カルテを確認することができます（**図4-15**）。

　電子カルテでは、自分がどんな治療を受けているか、今後の予定はどうかなど、治療内容や検査データについても担当医や看護師に説明を求めることができます。まさに、患者の不安をいかに解消するか、患者と医療職との信頼関係をどうつくっていくかに力が注がれているのです。

図4-15　「患者さま参加カルテ」のイメージ

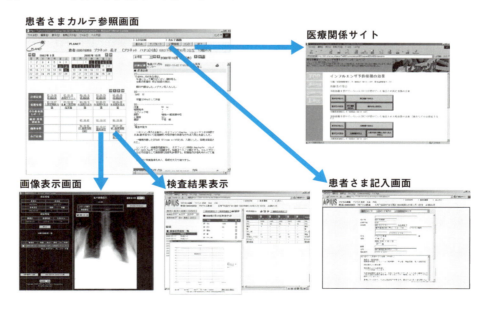

〈2〉家族・友人が参加する"サポーター"システム

　次に紹介したいのが"サポーター"システムです。同院では患者、その家族・友人、病院スタッフを包含した"チーム医療"というコンセプトから、患者が特に認めた人を「サポーター」と位置づけ、ICカードを発行し"24時間見舞いOK"としています。さらに、ペットラウンジが隣接しており、入院期間中も愛犬と過ごせるスペースを設けています。

　同院では「ご家族やご友人などが積極参加する安らぎの環境づくり」が必要であるとして、「患者様が最もそばにいてほしい方（サポーター）を安らぎの環境のコア」と位置づけているのです。

*

　こうしたシステムや環境づくりに加え、同院で働く職員によるホスピタリティ・マネジメント（次項「②強みを活かしチャレンジし続ける組織づくりと基盤システムCAS」で紹介）がCustomer delightを継続させています。亀田総合病院の職員全員が"Always Say YES！（患者の要望にNOと言わない）"をモットーとし、「何ができるかを考える。できることから始める」という姿勢で、患者ニーズに日々応えているのです。また、職員自身も先進的な教育システムで自身のキャリア開発だけでなく、Customer delightの本質を学んでいます。

② チャレンジし続ける組織づくりと基盤システム CAS

　同院では、病院の顧客とは外部顧客（患者）と内部顧客（職員）があるとしています。亀田総合病院は全国の病院で初めて"患者さん"を"患者様"と呼称を変更し使用していることから、患者満足度（CS）を職員満足度（ES）より優先していると思われがちですが、「今後しばらくは、内部顧客を第1顧客として位置づけ、ESを重視するべき」と亀田院長は宣言しています。その考えかたの根底には、医療資源がひっ迫している状況下では、内部顧客を確保しなければ、外部顧客への質の高いサービスは実施できないことがあります。先の「患者さま！あなたにできることは？」にもみられるように、内部顧客を守るためにも、外部顧客への啓発活動が重要なわけです。

　特に同院が使命として掲げている「我々は、全ての人々の幸福に貢献するために愛の心をもって、つねに最高水準の医療を提供し続けること使命とする」を実現するために、看護部門ではキャリア開発にICT（通信・情報技術）の積極的な

活用をするなど、常に先進的な取り組みを導入しています。その一端がキャリア開発の基盤となるCAS（キャリア・アドバンス・システム）の構築とその運用です（**図4-16**）。

　これは、各自が看護師としての大切な能力を、目標をもって、自分のペースで身につけることを目指して開発された能力評価システムです。クリニカル・ラダーと同様のものですが、評価するだけのシステムではなく、①病床機能ごとの看護職の能力向上への動機づけ、②教育サポートの基準、③職務満足度の向上、④キャリア開発、⑤目標管理、⑥配置転換、⑦報酬などへの基礎資料とし、チャレンジするしくみとしてシステム構築されています。

　具体的には、CASを活用することにより、常に自分は今どんな力を身につけていて、これからどんな能力を身につけなければならないかを自覚し、個人に合わせた教育内容に沿って勉強することができます。また、それが実践に活かされているか、本当に身についているかを、6か月間の看護実践を通して先輩や指導者に判断・評価してもらうようになっています。

　図4-17にあるCASのレベル認定までの流れはキャリアアップの志願（主体性を重んじ自己申告が基本）から始まり、本人に結果がフィードバックされるまでの一連がワークフロー・システム（作業手順を組み込んだ電子システム）として稼働しているので、どの部署にどんな専門性を有した看護師が何人くらいいるのかが瞬時にわかるようになっています。また、CASのレベルⅡ、レベルⅢのなかでも、一定ランクを超えると、それぞれに身に付けるバッジの色を変えるなど、

図4-16　亀田総合病院のCAS（キャリア・アドバンス・システム）の概要

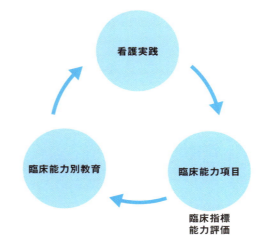

図 4-17　亀田総合病院の CAS のレベル認定までの流れ

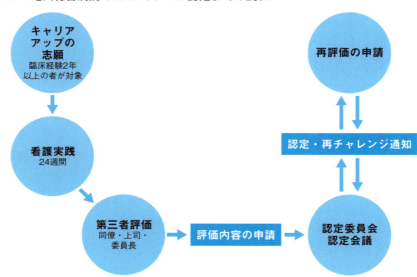

達成感でモチベーションをいっそう高めています。

　看護師だけでも1,000人近く在籍するとなると、個人のニーズである"私のやりたい看護"と組織のニーズ"最高水準の医療を提供し続ける"をうまく調和していくため、体系化と同時にシステム化も実現しなくてはならないのです。

　また、評価体系（5年に1回更新）のポイントは、以下の3つがあげられています。

①評価項目はナーシングプロセス（アセスメント、計画、介入、評価）、教育能力／自己学習能力、リーダーシップ能力、経験領域／経験年数といった、カテゴリーごとに行う。
②評価者は上司だけでなく、同僚、委員会委員長など複数名を設定し、評価を受ける。
③評価は点数化し、成長の変化をわかりやすくする。

　具体的な申請書のイメージ（パソコン画面）は**図4-18**にあります。

〈1〉教育能力の向上

　ナーシングプロセス領域以外のスキルアップは難しいうえに、看護実践では習得できないものもあります。院内研修や看護協会の研修などで用意されていない場合は、自前で企画しながら、外部の講師に依頼するなど教育面でも先進的なこ

図 4-18　CAS 申請パソコン入力画面イメージ

申請書名	レベルⅢ評価申請No_11		申請日	
申請番号		フォルダ	評価申請＞レベルⅢ＞病棟＞リーダーシップ能力	
申請者		所属	医療法人鉄蕉会＞亀田総合病院＞看護部＞E2	

リーダーシップ/評価1

志願書申請番号 [　　　　　　] [申請番号選択]

臨床の色々な問題情況を解決するために行った活動／リーダーシップを評価する。
※評価はキャリアアドバンスシステムの枠組みにそって行われることを意識してお書き下さい。
※レポートは1200字以内にまとめ添付して下さい。

レポート評価
≪事例の種類別加算点≫＋≪事例の特徴と加算点≫

スコアー
30点

≪事例の種類別加算点≫

病棟ワイドの事例：4　看護部ワイドの事例：8　病院ワイドの事例：16

評価： 8 ▼

≪事例の特徴と加算点≫
☑ なぜこの事例を選んだのか明確に述べている
☑ 効果的なコミュニケーションを展開している
☑ コンフリクト（対立）を効果的に解決している
☑ ポジティブな問題解決を展開している
☑ 自己のリーダーシップ行動を分析し効果的なリーダーシップ行動に結びつけることができている

5項目の特徴を有している：20　2項目の特徴を有している：8
4項目の特徴を有している：16　1項目の特徴を有している：4
3項目の特徴を有している：12　0項目の特徴を有している：0

評価：　20
合計：　28

添付ファイル	看護師の栄養管理に関する意識調査.docx NST　看護部アンケート127(1).docx NSTアンケート集計結果.pptx
コメント	【　　　さんのコメント】 看護師のNST専門療法士として、看護部（入院病棟看護師対象）の栄養管理に対する意識調査により、栄養学に関する関心はあるものの現状の知識向上のための学習が十分でない現状を把握することができたと思う。ニーズ調査の結果から対策が講じられているため、各病棟看護師が栄養学の知識向上ができ、ほかの職種とともに栄養管理ができるように、さらに委員会メンバーとして活動することを期待します。 NST委員会として、臨床栄養学講座の出席率改善に着目し問題解決を行っていましたが、その背景として、看護師も栄養管理を行っている一員として栄養学を学ぶ必要があることは伝わってきました。アンケートを活用し、各病棟の看護師の認識、参加出来ない理由、その対策を挙げており看護部ワイドであると評価しました。今後、問題解決行動に結びつけるため解決策を示していますが、解決するためのリーダーシップを今後行っていって下さい。

承認者数：2人　承認タイプ：稟議（回覧）

1	2			
主任	師長			
承認	承認			

とに果敢にチャレンジしています。

たとえば図4-19の「教育能力」カテゴリーでは、レベルⅣで看護教員レベルのスキルを求めているわけですが、発表方法や講義形態、さらには教材の品質については、どうしても個人差があります。また、関連の教育機関など外部に講師として派遣することも多いことから、講師スキルを"見える化"し、全体的にレベルアップできないかという課題がありました。そこで企画されたのが、認定看護師・教育担当師長向けの「講師養成講座（教材づくり）」と「講義力強化講座」でした。プログラム内容は詳述しませんが、インストラクショナルデザイン（教材制作手法）の定番モデルについての理解とその活用法や、講師スキルのチェックなど、事後課題（研修内容の実践）も含め、実践的で継続性の高いコンテンツを2日間で設定しています。

図4-19　CASレベル認定記述書（急性期用）サンプル

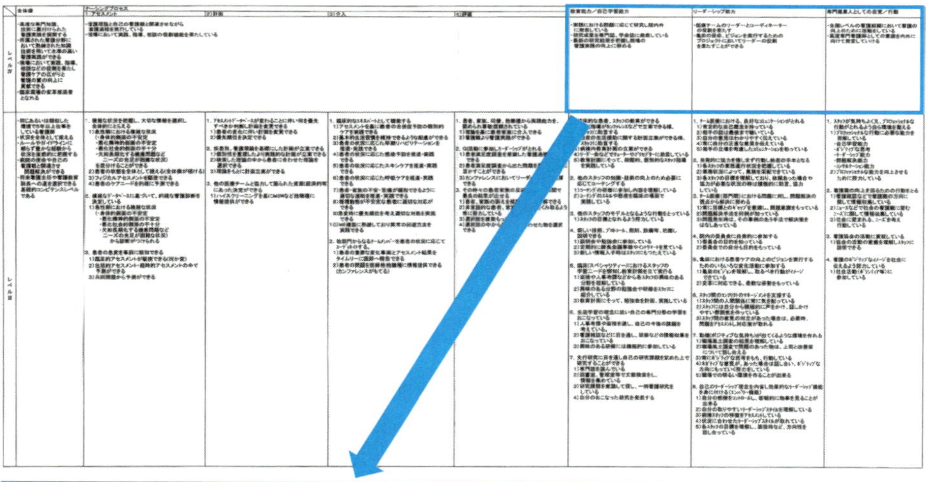

教育能力／自己学習能力	リーダーシップ能力	専門職業人としての自覚／行動
・実践における問題に応じて研究し院内外に発表している ・研究成果を専門誌、学会誌に発表している ・最新の研究結果を把握し現場の看護実践の向上に努める	・医療チームのリーダーとコーディネーターの役割を果たす ・亀田の使命、ビジョンを実行するためのプロジェクトにおいてリーダーの役割を果たすことができる	・全国レベルの看護組織において看護の向上のために活動をしている ・高度専門看護師としての意識を内外に向けて発言していける

〈2〉リーダーシップ

　また、レベルⅢに求められる「リーダーシップ」では「亀田総合病院における患者ケアの向上のビジョンを実行する」ということが明記されています。また、同院の看護部理念では、看護サービスを「その担い手である看護スタッフが常にサービスを受ける人々の傍らにあって、必要な援助をその最も合う方法と優れた技術で、喜びをもって実践することである」としています。こうしたことを踏まえ、主任向けのホスピタリティ・マネジメントの体験学習として、接遇で定評のある旅館に宿泊研修し、そこでの教育方法やマニュアルにない高いホスピタリティ（接遇）を、どう看護の現場でも実践できるかについて習得する機会を設けています。

　そこには「当院にあるペットラウンジや、チャプレン（牧師）が常駐しているメディテーションルーム（瞑想室）など、たくさんの素晴らしい設備も、職員のホスピタリティ・マインドがなければ有効利用されず、患者様にとってうれしい驚きにはつながらない」という丸山祝子看護部長の考えがあります。

　このように、院内には医療サービスの向上には一切妥協しない探求心とスキルアップの精神が根づいており、まさに亀田総合病院の職員自ら、患者の満足を感動に変えていくモチベーションの礎になっているといえます。

③ 絶え間ないチャレンジは職員の達成動機を刺激する！

　亀田総合病院は電子カルテ導入から始まり、国際的な医療機能評価であるJCI（JointCommission International）の認証を日本初で取得するなど、常に先駆者として困難に立ち向かい、成果を収めてきました。こうした取り組みには、経営層の強いリーダーシップはもちろんのこと、職員一人ひとりの十分な動機づけが欠かせません。

　第1章で紹介したアトキンソンの期待－価値説（p.16を参照）にある［目標達成＝モチベーション×期待×誘因］の公式に、亀田総合病院を当てはめてみると、「期待」は新しいことに取り組んだ結果もたらされた成功体験による高い自己効力感。「誘因」は世界初、日本初といった目標の魅力でしょう。そして、「モチベーション」こそがアトキンソンの共同研修者であるマクレランド（p.101を参照）のとなえる「達成動機が喚起されやすい状況の特徴」である以下の5つを押さえることです。これらを亀田総合病院は組織風土として、当然のこととして

いるところに、そのすごさがあります。

> ①成功裡に達成できるかどうかは、（運ではなく）努力と能力しだいである状況
> ②課題の困難度、あるいはリスクが中程度（つまり成功・失敗の主観的確率が五分五分くらい）の状況
> ③努力の結果、うまく目標が達成できたかどうかについて、曖昧さがなく明瞭なフィードバックがある状況
> ④革新的で新規の解決が要求されそうな状況
> ⑤未来志向で、将来の可能性を予想して先を見越した計画を立てることが要請されるような状況

（金井壽宏：働くみんなのモティベーション論，p.211，NTT出版，2006．より引用）

　また、新しいことだけでなく現状の改善活動としても、看護部門では各部署の組織の活力づくりに向けた施策展開を目的に、職員の働きかた（ワーク・ライフ・バランス）と働きがい（ワーク・モチベーション）を、「リテンション・サーベイ」（フェアアンドイノベーション）で定量的に把握し、人材育成と組織風土の強みと課題を明らかにしています。

　その結果は、**図4-20**にみるように、全国の同規模民間病院と比較して、「マネジメント」力が極めて高く、「患者満足志向」と「人財ポテンシャル」（成長欲求の高さ）も100点満点中ともに70点以上と組織運営の特徴が如実に表れています。それでもなお、各看護師長へのコンサルタントによる面談形式のフィードバックとコーチングの実施など、取り組みに余念がありません。

　亀田総合病院では長らく院内保育を行ってきましたが、2016（平成28）年4月、同病院のある鴨川市初の幼保連携型認定こども園を関連事業者（社会福祉法人太陽会）が開設しました。職員のみならず地域の働き世代が、フルタイムで働きながら安心して子育てできる環境を、より充実させるためです。定員は約400人で、夜勤のある看護師や介護福祉士などに配慮し、病児保育はもちろんのこと、延長・夜間保育も実施しています。また、12歳までの学童保育も視野に、スポーツ教育、学習塾、管理栄養士による弁当の提供など、様々なサービスを展開していく予定です。

　亀田総合病院は変化を受け入れるのではなく、次々と自ら変化を創り出していく、その先には日本の将来も見すえた医療サービスの新しい展開があり、先進的

図 4-20　2014（平成 26）年度看護部門における組織運営の特徴（n ＝ 683）

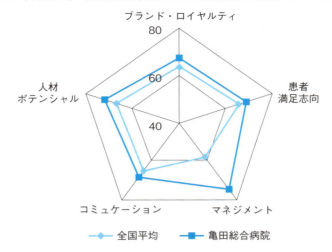

な医業経営で私たちの期待を超えるホスピタリティを実現してくれるでしょう。

引用・参考文献

*1　Wilt,M. : A study of teacher awareness of listening as a factor in elementary education. Journal of Educational Research, 43（8）: 626-636, 1950.
*2　行本明説, 谷川昌司 : 金融機関支店長のための仕事力養成講座, 東洋経済新報社, 2011.
*3　Ryan,R.M., Deci,E.L. : Self-determination theory and the facilitation of intrinsic motivation, social development, and well-being, American Psychologist, 55（1）: 68-78, 2000.
*4　山口剛 : 動機づけの変遷と近年の動向；達成目標理論と自己決定理論に注目して, 法政大学大学院紀要,（69）: 21-38, 2012.
*5　本明寛, 織田正美監修, ダイヤモンド社人材開発事業部編著 : DISTを有効活用するためのストレス耐性ハンドブック, ダイヤモンド社, 2009.
*6　芝健太 : プロが教えるはじめてのNLP超入門, 成美堂出版, 2011.
*7　永瀬隆之 : 組織とスタッフの活力を高めるモチベーション・マネジメント, 看護展望, 38（9）: 837-841, 2013.
*8　JTBコーポレートソリューションズ : 病院のホスピタリティレベルは低い!? 患者基点のマインドと対応力を磨こう, 最新医療経営Phase 3,（10）: 64-65, 2011.
*9　JTBコーポレートソリューションズ編著 : 歓喜のホスピタリティ・マネジメント；「おもてなし」大国ニッポンが陥るサービスの落とし穴, ダイヤモンド社, 2014.
*10　久保淳志 : 人事考課をベースとした育成面接の実際, 中央経済社, 2009.
*11　桑原美弥子 : マグネット・ホスピタル入門；磁石のように看護師をひきつける病院づくり, ライフサポート社, 2008.
*12　行本明説 : 魔法のシートで行う驚異のタイムマネジメント, 東洋経済新報社, 2011.

第5章

看護師長に求められる次代を見すえたマネジメント

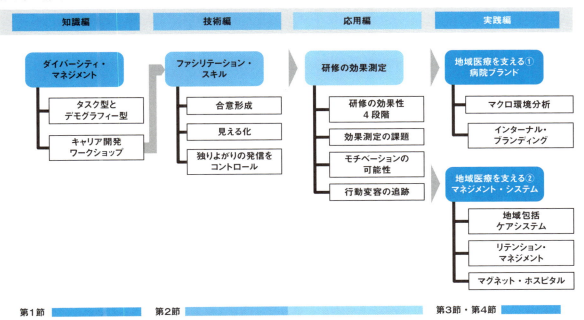

1. ダイバーシティ・マネジメント：豊富なキャリア観を受け入れる

　最終章では、第4章までの理論や事例研究を振り返りながら、2025（平成37）年の超高齢化社会の到来に向けて、今の管理者（看護師長、主任）に求められる実践スキルをできるだけ具体的に例示しながら解説します。日々忙しい業務のなかでマネジメントを振り返る一助になればと思います。

　スタッフのモチベーションをマネジメントしていくためには、モチベーション理論とその活用方法のみならず、スタッフ自身のモチベーションの源泉となり得る志向性や価値観も、ある程度は把握する必要があります。

　最近、看護組織を運営するうえで、特に多くなってきている課題として「ダイバーシティ・マネジメント」があります。すでに第3章の芳野病院の実践事例（p.120）で触れていますが、ここではダイバーシティ・マネジメントをテーマに取り上げ、より具体的な展開方法を例示します。

① ダイバーシティ・マネジメントとは？

　医療の現場から少し話がそれてしまいますが、グローバル展開（国際化を推進）している日本企業にとってダイバーシティ・マネジメントは、非常に重要な経営戦略であり人的資源管理の考えかたを示しています。

　ダイバーシティは、直訳すると「多様性」という意味ですが、ダイバーシティ・マネジメントは働いている人々の多様性を受け入れマネジメントしていくことを意味しています。これは、ちまたに聞く企業の女性活躍推進や障害者雇用、外国人採用など、少子化を迎えている日本の労働力を補完するという目的もありますが、本質的には性別、年齢、国籍などの属性で人材の価値観を一括りにせず、最大限に各自がもっている志向や価値観の「多様性」を取り入れ、組織を活性化しようとする試みです（**図5-1**）。

　この「多様性」（ダイバーシティ）には性別や年齢、知識、スキル、経験といった比較的わかりやすい"表層的なもの"と、性格や価値観、コンピテンシー（行

動特性）など深いコミュニケーションがないとわからない"深層的なもの"があります。

さらに、経営学ではこの表層的なダイバーシティを"タスク型"と"デモグラフィー型"の2種類に分けて捉えています。"タスク型"とは、能力、職歴、経験などに多様性を求めるものです。もう1つの"デモグラフィー型"は、直訳では人口統計学を指しますが、性別、国籍、年齢といった「目に見える」属性についての多様性です[*1]。

〈1〉組織のパフォーマンスに影響を与えるタスク型とデモグラフィー型

近年の経営学では、タスク型とデモグラフィー型の2種類のダイバーシティが、組織のパフォーマンスにどのような影響を与えるかについて研究・発表されてきました。その結果は「タスク型の多様性は組織にプラスの影響を与えるが、デモグラフィー型の多様性は組織に何の影響も与えないか、むしろマイナスの影響を及ぼす」というものでした。

タスク型の多様性は、なぜプラスになるのでしょうか。皆さんの職場を想像してみてください。認定看護師といったスペシャリスト、他院からの転職者で仕事の手順や捉えかたが異なる人、ICUから病棟に異動になった人など、様々な能

図5-1　看護組織のダイバーシティ・マネジメント

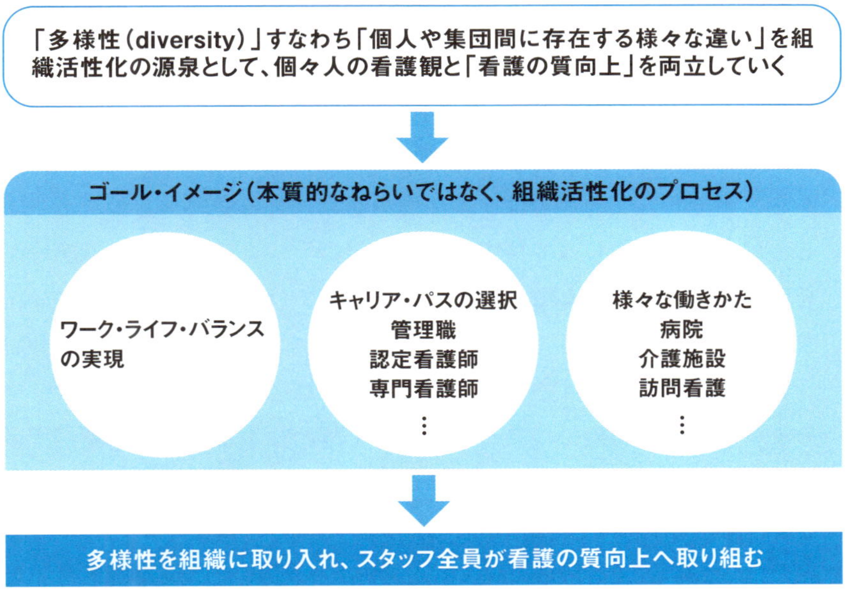

「多様性（diversity）」すなわち「個人や集団間に存在する様々な違い」を組織活性化の源泉として、個々人の看護観と「看護の質向上」を両立していく

↓

ゴール・イメージ（本質的なねらいではなく、組織活性化のプロセス）

- ワーク・ライフ・バランスの実現
- キャリア・パスの選択
  管理職
  認定看護師
  専門看護師
  ︙
- 様々な働きかた
  病院
  介護施設
  訪問看護
  ︙

↓

多様性を組織に取り入れ、スタッフ全員が看護の質向上へ取り組む

力、職歴、経験をもった人が集まることは、組織のナレッジ（知識、情報）を多様化させ、それが新しい考えかたや看護のありかたに結びつきます。

一方で、同じ多様性であってもデモグラフィー型は、年代や性別、新卒の看護師と中途採用の看護師といった「目に見える」属性であり、閉鎖的なコミュニティや派閥を形成しやすく、情報の非対称性を生み出しやすいのです。つまり、情報共有やスムーズな連携といったチーム・ナーシングの生産性を落とす可能性が高くなるということです。

では、こうした研究成果を踏まえ、看護師長はどういった点に気をつけてマネジメントすべきでしょうか。取り組みが簡単な順番でみてみましょう。

1. デモグラフィー型で固めない。
2. 看護師長自身が未知の価値観に苦手意識をもたない。
3. デモグラフィー型を多層化する。

1番目は、特に人間関係を重視したチーム編成やペアリングで顕著に表れます。人間関係重視の組織編成は、短期的には成果を出しやすい側面もありますが、中期的には派閥を生みやすく、閉鎖されたコミュニティを形成してしまうこともあります。また、こうしたコミュニティが長らく続くと、モノ・カルチャー（志向性が似たり寄ったり）で意識変革がとても難しい粘土層のような保守基盤をつくりかねません。

2番目では、女性の看護師長が男性の看護師とのコミュニケーションに難しさを感じたり、病棟経験しかない看護師長が手術室に異動になって、ベテラン層に頼りがち（若手へのコミュニケーションを怠ってしまう）といった例があります。いずれにもいえることは、看護師長のコミュニケーション傾向に苦手意識があることです。この場合は、多様性を受け入れる姿勢をもつことです。受け入れるとは、①興味をもって接する、②組織のナレッジにつながる部分がないか相手を洞察するなど、第3章で学んだ面接対話力（p.90）や、第4章のNLP（p.141）を活用してください。

さて、最後に3番目ですが、これは少々難しい話です。デモグラフィー型によるチーム編成は組織のパフォーマンスを落としかねないのですが、多層化することでチームワークを強くすることができます。たとえば年齢層がバラバラで、男性看護師もいれば、中途採用者もいるというチームをイメージしてください。特定のコミュニティを形成しにくく、明らかに様々な価値観の集合体なので、チー

ム編成当初から、まずは互いを知ろうというスタンスになりやすくなります。そのため、かえってコミュニケーションがスムーズに進むのです。

〈2〉グループ・インタビューやキャリア開発のワークショップの必要性

2006（平成18）年度の診療報酬改定では、従来よりも手厚い「7対1」の看護配置基準が設けられましたが、それ以降、看護師確保のために様々な採用手段がとられ、結果として施設内で働く看護師のプロフィールは多様化しています。

たとえば当該病院に隣接する専門学校出身者のみならず、地元以外の地方出身者、中途採用者、大卒看護師、男性看護師、子育てをしながら働くママさんナースといったように、多くの病院では従来の組織体制とは異なる人材の多様化に直面しているのではないでしょうか。

ある総合病院で、こうした様々なプロフィールの看護師の20歳代～30歳代前半の100人にグループ・インタビューしたところ、キャリア、今働いている病院、看護観など、かなりの部分でモチベーション（モチベータの優先順位）に違いがあることが明らかになりました。

- 隣接する専門学校出身者
  → 学生時代に病院での臨地実習を経験していることもあり、今働いている病院に対して好印象である。また、できるだけチームや病棟に貢献したいとの意欲も高い。
- 地元以外の県外出身者
  → 遠くの他県からきている場合、両親のことが気がかりであり、20歳代後半には帰郷したい意識が強くなる。
- 中途採用者
  → 即戦力として周囲から期待されるものの、以前の病院と勝手が違い、戸惑うことが多い。また、以前の病院と比較して、よりよい環境（配属や処遇面など）を求めていることから、実際にイメージと異なるとモチベーションが低下する。
- 大卒看護師
  → 学校で修得した知識やスキルを発展させるために、先進医療や看護研究に役立つような配属を求めていたり、一定期間で職場のローテーションの機会が与えられることを望む傾向がある。
- 男性看護師

- →急性期看護や昇進に対する意欲が高く、責任や権限が付与されることを求める。チーム内での人間関係より、自分が今与えられている仕事の内容（委員会活動も含め）をキャリア・ステップとして、有効かどうかを評価する。
- ママさんナース
  - →短時間勤務やシフトの組みかたなど、働きかたの選択肢が多いことを好む。また、今後のキャリアに対する悩みを抱えるケースも少なからずあり、周囲に同じ境遇の看護師がいることを好む。

以下はインタビューした際の看護観に影響するであろうコメントの抜粋です。

- 祖父母ががんで病院にお世話になった際に、看護師さんがとても一生懸命にお世話してくれたので、自分もこういうふうに人から感謝されるような職業に就きたいと思った。
- 看護師は不景気でも安定している業界で就職に困るような職業ではないと思った。
- 家族から看護師になるのを応援してもらっていた。また、友だちにも看護師になることを「すごいね」と言われた。
- 小さいころから病院に通うことが多く、看護師は身近な仕事でいいなと思っていた。
- 社会福祉の面で、看護師として携わっていきたいと思った。その意味で、介護の場面では、自分一人の判断が必要だと思うので、早くそれができるようになりたい。

　様々なプロフィールをもったスタッフを、同じ目標に向かって動機づけし、チームワークを発揮していくためには、このようにグループ・インタビューで本音を聞き出せればよいのですが、上司とフランクに話せる場づくり（人事面談と異なる）や、全員の時間をとるという点から容易ではないでしょう。そこで、次に紹介するようなキャリア開発のワークショップを実施してみてはいかがでしょうか？[*2]

〈3〉「価値観」を共有するキャリア開発ワークショップ

　「あなたの価値観って何ですか？」と聞かれて即答できる人は、なかなかいな

いでしょう。ここで紹介するワークショップは、自分の価値観を内省しながら、キーワードで認識し、その価値観に沿った仕事に対する姿勢やプライベートの過ごしかたを、今一度整理してみるというものです。

　ポイントは2つあります。1つは、個人ワークで価値観に優先順位があると、自分自身の行動基準が明確になり、迷いや行動のぶれが少なくなります。もう1つは、グループワークを通して、一緒に仕事をしている同僚や先輩、後輩の、日々の意識や行動にある背景や考えを知り、それによって、よりスムーズにコミュニケーションがとれるようになり、また多様な考えかたが刺激にもなります。

　そして、看護師長、主任にはファシリテーターとしてワークの進行をしますが、ファシリテーターは中立的な立場からワークを進行しながら巡回し、各自の参加意欲や内省を促進し、支援するという役割があります。そのため、ワークが終わる頃には、ファシリテーター自身が「同じ職場の看護師でも価値観に多様性があり、看護観や働きかたのニーズが異なる」という、ダイバーシティ・マネジメントを実感し、理解を深めることになるのです。キャリア開発ワークショップの事前準備と手順をみていきましょう。

・**事前準備**

①研修スタイルをとる場合、20～30人の看護師（管理職を除く）を集めます。時間は2時間程度ですので、夕方などで仕事を調整できる時間帯がよいでしょう。

②集まった看護師を5人前後のグループに分けます。研修スタイルでない場合でも5人程度の看護師が集まるようでしたら、この後の手順は同じように進行します。ただし、この場合は全体での共有のセッションがないので、時間は1時間半程度で終了します。

・**手順1：手順2と手順3の解説を含む説明（時間の目安：10分）**

　研修やワークショップの冒頭には、目的や、この後の手順を全体の流れとして簡単に説明します。下記に目的の例をあげますが、自分自身の経験を背景にした言葉で補足しながら、ていねいに伝えることが大切です。

> ワークショップの目的（例）
> ・看護師という仕事を通して、「自分らしさ」とは何かを明確にしましょう。
> ・同じ職場の同僚や先輩、後輩の価値観を知り、スムーズなコミュニケーションを心がけましょう。
> ・私たちの病院理念と自分の価値観を照らし合わせ、大切にしたい行動（振

るまい）を共有しましょう。

・**手順2：個人ワーク（5分）**
　表5-1には、価値観や大切にしているもの（こと）を表す言葉をあげています。スタッフ自身に、仕事において、あるいはプライベートにおいて、自分の判断基準や行動の拠り所となっていると思われる言葉に、考え込まずに直感でチェックをつけてもらいます。チェックする数は5〜10個にします。
　これらのキーワードは参考ですので、ほかに価値観や大切にしているもの（こと）を表す言葉があれば、〈その他〉の欄に記入してもらいます。

・**手順3：個人ワーク（15分）**
　次に、**表5-1**の「価値観シート」にチェックをつけた、あるいは新たにあげたキーワードの中から3つを選び、**表5-2**の「価値観にまつわるエピソード・シート」に、そのエピソード（印象に残る過去の経験）や選んだ理由を記入します。そのうえで、右端の「仕事での優先順位」の欄に1〜3までの順位をつけます。

・**手順4：グループワーク（グループワークの進めかたとグランドルールの解説5分を含む25分）**
　各自が記入した内容をグループ内で共有します。その際にファシリテーターは、以下の5つのことをグループワークのグランドルール（グループワーク運営のための基本原則）として、必ず事前に周知します。

- ほかの人の考えを否定しないようにしましょう。
- ほかの人の話をさえぎることのないようにしましょう。
- ほかの人の話に興味をもって、耳を傾けましょう。
- うなずき、あいづちといった受容と共感の姿勢で話を聞きましょう。
- 楽しみながら、取り組みましょう。

・**手順5：個人ワーク（10分）**
　病院理念、看護部理念をもとに、大切にしたいキーワードを3つ抽出します。さらに、キーワードに即した自院の職員らしい具体的な行動（過去の実践事例でも可能）を書き出します。記入するシートは**表5-2**のようなものでもよいですが、イラストなどを挿入した気持ちが和むものが望ましいです。

・**手順6：グループワーク（発表用にまとめる時間を含む25分）**
　手順4のグランドルールを再度、周知し、グループ内で各自の意見をまずは共

表 5-1　価値観シート

〈社会〉	〈活動〉	〈人間関係〉
□地域社会	□管理	□誠実
□倫理感	□ゆっくり	□思いやり
□善	□素早く	□プライバシー
□悪	〈活動〉	□教える
□正義	□楽しむ	□個性
□公正さ	□喜ばせる	□輝き
□愛	□感動する	□学ぶ
□平和	□刺激する	□ポジティブ
□宇宙	□約束を守る	□努力
□地球	□オリジナル	□共感
□世界	□挑戦	□忍耐
□ワーク・ライフ・バランス	□成長	□安定
□公平	□創造	□一貫性
□ルール	□協力	□達成感
□規則	□研究	□貢献
□順番	□真実	〈人間関係〉
□多様性	□正直	□人間関係
□哲学	□健康	□人脈（ネットワーク）
□公共	□尊敬	□奉仕する
□抽象	□勇気	□ギブ＆テイク
□具体	□喜び	□人の役に立つ
□政治	□クリエイティブ	□弱者支援
□日本	□想像性	□ボランティア
□日本人	□エネルギッシュ	□家族
〈時間〉	□バランス	□子ども
□時間	□オリジナル	□友だち
□有限	□情熱	□親
□無限	□好奇心	□親戚
□合理的	□自尊	□仲間
□節約	□自信	□先生
□効果	□自己表現	〈その他〉
□生産性	□進化	□
□スケジュール	□励ます	□
	□認める	□

　有します。そのうえでグループとして大切にしたい3つのキーワードを議論し、選んだ理由も明確にし、決定します。さらに、それぞれのキーワードに即した行動を、すでに出ているものも含め、自院らしい行動として想像をめぐらせて、さらにピックアップします。

　なお、次の手順が全体発表になるので、「3つのキーワード」および、それぞれの「私たちのもちたい意識・ありたい行動」を模造紙などにまとめる作業も役割分担して進めます。

・**手順7：各グループの発表とファシリテーターの感想（30分）**

　各グループの発表では、模造紙に書いてあることだけでなく、「選んだ理由」も説明します。なお、各グループの発表後は拍手を奨励し、質疑応答の時間も設けます。全グループの発表が終了したら、最後にファシリテーターが感想を述べ

表 5-2　価値観にまつわるエピソード・シート

キーワード	具体的なエピソードや選んだ理由	仕事での優先順位
〔記入例〕 挑戦	（仕事） 何事も挑戦が大切だと考え、仕事における目標設定は、新しい取り組みを掲げています。何事も挑戦しないと、自分自身の成長が止まってしまいそうな気がします。	
	（仕事以外） 旅行が好きなので、ご当地検定の勉強をしたり、テニスも好きで市民大会にダブルスで出場し、少しずつ順位も上がってきています。50歳からマラソン大会に出場している両親の影響かもしれません。	
	（仕事）	
	（仕事以外）	
	（仕事）	
	（仕事以外）	
	（仕事）	
	（仕事以外）	

ます（研修スタイルでない場合、手順7は実施しませんので、ファシリテーターの感想は手順6で実施します）。

2. 人財開発力を高める：ファシリテーション・スキルと研修の効果測定

　病院にとって医療サービスの質を担保するという面から、職員の人材育成と組織活性化はとても重要です。また、経営管理の面からいっても、人件費が全体のコストの5割を超えるところが多いことから、労働生産性が経営にインパクトを与えることは周知の事実です。加えて看護部門は、全職員の半数以上を占めるわけですから、各部署での人材開発は健全経営の要であることはいうまでもありません。

　しかし、ほとんどの看護師長、主任の仕事は多忙を極め、スタッフ育成は先輩看護師によるOJT（現任教育）や看護部主催の研修、外部研修などに委ねているのが実情ではないでしょうか。一方で、管理職になりたがらない看護師が多いというのは、看護師長、主任が各種委員や看護研究、スタッフのフォロー、医師との調整など、一人でやる仕事に振り回され、魅力的な背中をスタッフに示せていないせいかもしれません。

　筆者は、毎年20回以上、全国の様々な病院や、地域の看護協会の主催で、看護師長を対象にしたマネジメント研修を行い、1,000人以上の看護師長と接する機会があります。受講生はとても真剣で前向きに参加され、忙しいなかでも事前課題、事後課題の提出状況で非常によい結果を残しています。何よりもスタッフ育成に真摯に向き合っている姿は、講師である筆者のモチベーションも高めてくれています。

　このように「優秀な看護師長、主任がいるのに、なぜスタッフはその立場に魅力を感じないのか」と、筆者は講師として常々感じています。様々な病院での「リテンション・サーベイ」による調査の結果を見ると、人望の厚い看護師長は、ほかの看護師長よりもスタッフによる評価が際立って高い項目があります。

　図5-2は病床数200床程度の脳・神経系の総合病院にある一つの病棟の調査結果です。この病棟は看護職員のモチベーション・スコア、ワーク・ライフ・バランス評価、上司の信頼度の全項目で、70点を超えています。各項目は、それぞれ70点を超えると素晴らしいという評点ですが、全項目が70点をクリアしてい

図 5-2　ブランド・ロイヤルティ（組織に対する愛着心）関連項目と上司の行動評価ベスト5

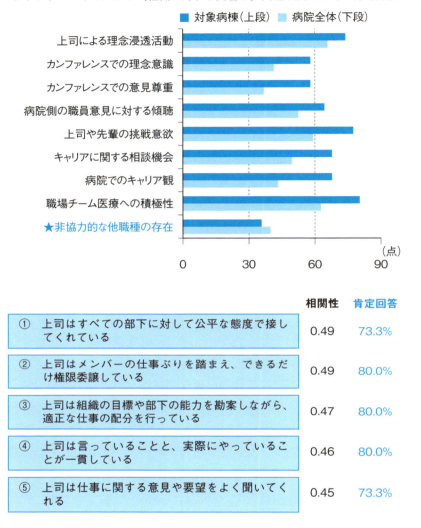

るというのは、めったに見ないものです。特に、上司の信頼度は83.3点と、驚きのスコアになっていました。ちなみに、この病院全体の平均は全項目65点前後という結果ですから「中の上」といったところです。

具体的に**図5-2**の評価内容をみると、上の棒グラフではカンファレンスの運営に関連する項目や「職場のチーム医療への積極性」が病院全体の評価より、かなり高いことが確認できます。加えて「上司や先輩の挑戦意欲」や「上司による理念浸透活動」も十分に発揮されていると読みとれます。

図5-2の下のチャートは、上司の部下（スタッフ）に対するコミュニケーショ

ン行動と上司に対する信頼度評価の影響が高い順に析出されています。過去の調査データから、ベスト5に「権限委譲」と「適正な仕事配分」に関連する項目が入る場合、看護師長の信頼度は高得点になります。

　こうしたことから、看護師長がリーダーシップ（挑戦意欲）を発揮しつつも、部下の仕事に対する目配りがなされていること、さらにカンファレンスなどの場で部下の意見を引き出す能力が高い状況は、「魅力的な背中をスタッフに示せている」と言ってよいでしょう。

　一方で、自分の経験を絶対視し、スタッフ指導の際にも、それに基づく指導するのは「やめてほしい」という意見が多く聞かれます。その背景には、スタッフの価値観が多様化していることに加え、患者の権利意識の高まりや、医業経営を取り巻く環境が年々厳しくなってきていることから、「時代が違う」という意識が根底にあるといえるでしょう。

　では、どうしたら信頼度が高く、目標となるような魅力的な看護師長、主任になれるのでしょうか。これは、看護師長の信頼度が全体的に高い病院が取り組んでいる事例から学ぶことができます。こうした病院では、看護師長を積極的に近隣の看護学校に講師として派遣したり、院内講師として登壇させています。また、院内講師としての講義スタイルは、一方通行的な講義中心の研修ではなく、むしろ他職種との問題解決型のワークショップや看護観を語り合う場などで、ファシリテーターとしてかかわっています。様々な意見や考えを取り入れ、まとめることで、その後も参加者に主体的に取り組むように動機づける、まさに理想的な上司の振るまいを体現している場になっているのです。

　優秀な教育者とは、教育される側に適切な道しるべを示す、どの世界でも尊敬され、あこがれの対象となる存在です。そこでは、一方的に自分の専門知識や経験を押しつけるのではなく、あくまでも本人の志向性や特徴を活かした指導を心がけられているのです。

① ファシリテーション・スキル向上のすすめ

　看護部門にかかわらず、組織の中で働く職員たちは、それぞれが自分の経験を活かしたい、もっと能力を発揮したいと考えています。しかし、一人ひとりの個性や考えを、そのまま受け入れると、組織としての統制がとれなくなり、極端にパフォーマンスが落ちてしまいます。そのため組織運営においては、自分の意見や考えを反映されない人も出てきます。そうした職員は、主体的にかかわれず閉

塞感をもってしまうこともあるでしょう。結果的には第3章で紹介した"ぶら下がり人材"（p.109）になってしまうかもしれません。

　こうした人たちの納得感やチームへの参画意識を高め、自分の考えにそぐわないことでも主体的にかかわってもらうためには、物事を決めるプロセスが納得性の高いものであることが必要です。こういったときに必要となる「ファシリテーション・スキル」とは、組織内の多様な意見やアイデアを相互作用させ、より付加価値の高い考えに昇華する働きかけといえるでしょう[*3]。

　具体的には、研修やワークショップ、委員会、カンファレンスといった場において、看護師長または主任はファシリテーターとして、中立的な立場で議論のプロセスに介入し、できるだけ多くの参加者の意見を引き出しながら、議題やテーマのアウトプットの質を高めるという役割が求められています。

　ここでは、ファシリテーション・スキルについて、いくつか紹介したいと思いますが、より深く学習し身につけたい人は、ぜひ専門書を開いて実際にファシリテーションの場数を重ねていってください。

〈1〉質問と投げかけで合意形成を図る

　参加メンバーの、決定事項や話し合いに対する主体的なかかわりを支援し、十分な満足を得られるようにするためには、何よりも当事者意識を醸成していくことが大切です。具体的には、意見や考えを出してもらい、さらに、ほかの人と共有するための背景や理由を探っていく必要があります。質問方法は、第3章で紹介した拡大質問（p.96）もよいですが、別の案を提示したり、ほかの例を示すことによって、さらに考えを深めていくプロセスが重要です。この場合に、発言者だけでなく全体やほかの人に質問を投げかけることで、ほかの人たちの参画意識を高めます。

　また、質問の主語は「私たち→看護部→病院」といった段階的に視野を広げていくことも必要です。病院はチーム医療が基本ですから、セクショナリズムを助長するような保守的な考えや志向性に陥らないように留意することが肝要です。

　さて、意見の集約ですが、ファシリテーターの役割は"中立的な立場"が大前提だと議論を拡散して深めるだけでは、一向に方向性が見えてきません。看護師長、主任という立場にある人は、その経験から、話し合いの途中でゴール・イメージや、落としどころが見えることも少なくないでしょう。そうした場合、それまでに出された意見や考えを集約しつつ、あくまでも主役はあなたたちですという枕詞で方向性をまとめていくことも必要です。具体的には「個人的な意見だけど

……」「たとえば、こんなふうに考えられない……」「いくつか有意義な意見が出たけど、まとめると……」といったフレーズで、段階的に合意形成を図ることが参加者たちの納得感を高めます。

〈2〉ホワイトボードなどを活用する

　合意形成を図る際に最も大切なのが、議論を整理していく作業です。ファシリテーターの力量はこれで測れるといっても過言ではありません。一人ひとりの発言をわかりやすく「言い換える」「要約する」ことです。同時にホワイトボードなどに書きとめ、参加者全員に"見える化"する必要があります。

　また、書きかたも様々ありますが、箇条書きにするより議題やテーマを中央に赤字で書き出し、その周囲に個々の発言を記入していくとよいでしょう。これは、問題解決の糸口を見つけ出したり、アイデアの発想を広げたりする際に使う「マンダラート」というまとめかたです。たとえば、先のキャリア開発ワークショップ（p.180）で、手順6の模造紙などにまとめる前に意見を出し合うことをイメージすると図5-3のようになります。

　そのほかにも問題解決技法の定番である「ロジックツリー」「特性要因図」「円交差図」「フローチャート」「マトリクス」などがありますが、使いこなすまでに少し経験が必要です。まずは自分の業務で試しながらコツをつかんでください。

図 5-3　マンダラート使ったまとめかたの例

退院した後の QOLを高める	…… ……	…… ……
…… ……	●●病院が 大切にしたい 看護観	安心して 治療を受けられる 環境を整える
入院患者の 不安や不快を 和らげる	…… ……	…… ……

〈3〉独りよがりの発言をコントロールする

　議論がとん挫してしまったり、急に発言が出なくなってしまった経験はありませんか。このようなケースでは、「あの人（独りよがりの発言者）がいると、発言しにくい」という雰囲気がまん延していることがよくあります。そこで管理職にとして、特定の人を非難したり、黙るように指示することはたやすいことですが、ファシリテーターの振るまいとしては問題があります。

　こうした独りよがりの発言者には、いくつかのタイプがありますが、共通する対応方法としては次の3つになります。

①ワークショップのグランドルールを設定し、冒頭に周知する。
　→先のキャリア開発ワークショップの手順4（p.182）を参照してください。
②発言の順番と時間配分を決める。
　→主導権をとられないように、特に時間管理は重要です。
③テーマを再確認し、論点を整理する。
　→ホワイトボードを使うなど、話が横道にそれないようにします。

〈4〉ファシリテーターの基本スキルチェック

　上記の3つがファシリテーション・スキルを活用するうえで、必要な所作といえますが、そもそもファシリテーターの基本スキルはどの程度なのか、**表5-3**の20項目について、上司、他部署の看護師長（主任）にチェックしてもらいましょう。

　チェックを受け、自分ができていない点を認識したうえで、場数を踏み、スキルを磨いていくことが何よりも近道になります。

② 研修の効果性

　皆さんの病院では、自院のクリニカル・ラダーやキャリア開発の体系に沿って、多種多様な研修が随時実施されていると思います。看護師長、主任としても、一人ひとりの看護師が高度医療の追求や、患者のことを考えた質の高い看護を提供できるようになるための専門知識や技術修得に加え、チーム・ナーシングを円滑に実践するためのヒューマン・スキル（対人関係能力）系の研修の受講によって、早期の自律を望んでいることでしょう。

表 5-3 ファシリテーション・チェックシート

	まったく当てはまらない	わずかに当てはまる	時には当てはまる	当てはまる	非常に当てはまる
1. 話し合いの目的・目標・グランドルールなどを、最初だけでなく、適宜示せていた	1	2	3	4	5
2. 話し合いをする環境づくり（時間帯、騒音、机の配置など）に十分配慮していた	1	2	3	4	5
3. 参加者どうしがよい関係で話し合えるように、工夫や働きかけがあった	1	2	3	4	5
4. 発言したそうな表情や意見をもっている参加者には話を振ったりした	1	2	3	4	5
5. 参加者の話が終わらないうちに、口を挟むことはなかった	1	2	3	4	5
6. 参加者の話が回りくどかったり、要領を得なくても、聴く姿勢をもっていた	1	2	3	4	5
7. 参加者の発言に興味があるという姿勢をもっていた	1	2	3	4	5
8. 参加者の話を聴いているときは相手の立場になって共感的理解を示していた	1	2	3	4	5
9. 場つなぎが適切でスムーズな進行だった	1	2	3	4	5
10. 自分の意見やアイデアは最低限にとどめていた	1	2	3	4	5
11. 参加者に考えを押しつけたり、攻撃するようなことはなかった	1	2	3	4	5
12. 参加者の話に対しては、うなずき、相づちを打っていた	1	2	3	4	5
13. ファシリテーターの表情は明るく、リラックスした雰囲気で臨んでいた	1	2	3	4	5
14. 参加者の意見には中立的な立場を一貫してとっていた	1	2	3	4	5
15. 参加者の意見について、「具体的には」「どうしてそう思う」などの深掘りする問いかけがよくあった	1	2	3	4	5
16. 話し合いの進行中に適切な投げかけがあり、うまく意見を引き出していた	1	2	3	4	5
17. 創造的な合意形成に向け、ホワイトボードなどの使いかたがうまかった	1	2	3	4	5
18. 議論をわかりやすく整理したり、筋道や論点を明確にしながら進めていた	1	2	3	4	5
19. 偏った見かたにならないよう、いろいろな視点からテーマを考えるように促していた	1	2	3	4	5
20. 参加者の話し合いは、十分に促進されていた	1	2	3	4	5

　実地指導者によるOJT（現任教育）では、看護実践のなかで、理解だけでなく、身についているかをしっかり確認できますが、いわゆるOff-JT（院外教育）といわれる研修では、その効果性（目的に合った成果を導く）をどうやって図るか、頭の痛い問題です。ここでは、本人が必要性を感じにくいヒューマン・スキル系の研修の効果性をどう図り、高めていくかを考えてみます。

　認定看護師などの資格取得はゴールや活用シーンがはっきりしているので、取得人数（比率）で効果が見えやすいですが、それ以外ではクリニカル・ラダーに

よるスキルや知識レベルの明確化、さらにはキャリアの発展段階に応じたステップ・アップ研修を提示しています。これは、看護師の成長欲求を刺激する最良の施策といえます。

　一方で、各段階に応じた適正な評価つまり、次の段階への進級は実践が伴ってこそ認定されるべきですが、特にヒューマン・スキル系研修の効果・定着をどう把握するかは、明確な定義と基準がないと思います。

　定番としては（集合）研修後のアンケート調査を活用するケースが多くみられますが、これは経営学者のD．カークパトリック（Donald Kirkpatrick、1959）がとなえる研修の効果性4段階の評価軸でいえば、レベル1の「研修の満足度」ということしか把握していません（**図5-4**）。

　もちろん、教育担当師長や同様の職務に携わっている人なら、すでに知っていることと思いますが、こうした研修の満足度把握は、講師側が研修の中身（気づきから派生する日常業務の振り返り、教材や講義などの構成要素に対する満足）に対して、どう評価されているか知りたいことが中心であり、受講者側の事後的対応（受講者自身の業務への適応方法、受講者が適切に実践できているかといった経過観察）を把握・効果測定しているものにはなっていません。

　たとえばレベル2の「学習の達成度」で、テストや振り返りという形式で研修後に時間をおいてチェックするケースもありますが、知識・技能スキル系と異なり、ヒューマン・スキル系は「理解している」と「実践できている」のギャップが非常に大きく、レベル3への導きとして適正な評価・定着方法とはいいにくい状況です。

　皆さんの病院でも新人看護師を含めた若年層の研修を考える際に、技能・スキル系といった個人の能力開発へフォーカスした技能測定はもとより、病棟やチームへの波及効果がある組織パフォーマンス（チームワーク、プリセプターシップ、

図5-4　カークパトリックの教育の効果測定における4つのレベル

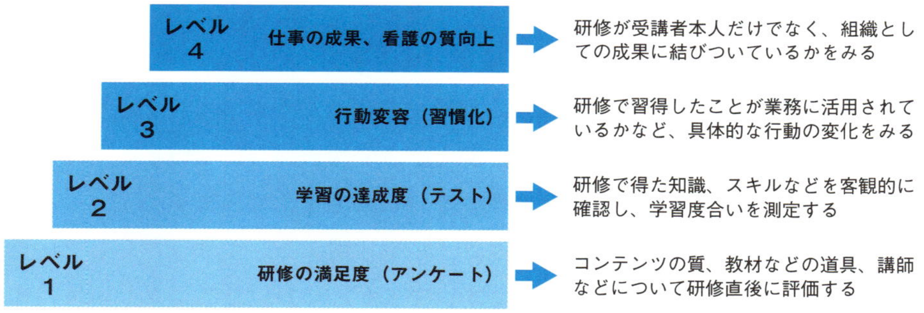

レベル	内容	説明
レベル4	仕事の成果、看護の質向上	研修が受講者本人だけでなく、組織としての成果に結びついているかをみる
レベル3	行動変容（習慣化）	研修で習得したことが業務に活用されているかなど、具体的な行動の変化をみる
レベル2	学習の達成度（テスト）	研修で得た知識、スキルなどを客観的に確認し、学習度合いを測定する
レベル1	研修の満足度（アンケート）	コンテンツの質、教材などの道具、講師などについて研修直後に評価する

問題解決思考法など）向上のために、これからはヒューマン・スキル系の研修効果を、きちんと捉えていきたいと考えているのではないでしょうか。

以下はヒューマン・スキル系研修受講後の行動変容に対する期待レベルの例を参考までにまとめてみたものです。

> ①学びとしての研修
>   →（期待レベルの例）新人のマナー研修では受講者自身に「学んだ知識やスキルを業務に活かせる」気づきがあり、研修後に生じるであろう課題解決能力を引き上げる。
> ②周囲への影響力や視野を広げた対応力の強化
>   →（期待レベルの例）コーチングでは受講者を取り巻く関係者（上司、先輩・後輩、同僚など）が、受講者本人に組織的な行動力が向上したと感じる。
> ③方法論による業務効率化・業務改善
>   →（期待レベルの例）問題解決思考法などでは業務上の課題を取り上げるなど、業務適応性が高いスキルを習得させ、日常業務で習慣的に実践できるようになる。
> ④チームメンバーとしての目標達成意欲や協調性の向上
>   →（期待レベルの例）リーダーシップやアサーション（自分の主張を明確にするとともに相手の意見も尊重するコミュニケーション）といったスキルを使うことにより、チーム・ナーシングの成果目標を共有しつつ、受講者自身の役割遂行力・患者対応力の向上もみられる。

③ 研修の効果測定にみられる課題

研修を企画し、提供する側である看護部は、こうした期待レベルにどう近づけようとしているのかを、いくつかの取り組み例から考察してみましょう。

「①学びとしての研修」は、研修後のアンケート調査で、業務実態に置き換え具体的なアクションプランを記述させるなど、設問を工夫することによって理解度や、受講者自身の職場で役立つかが、ある程度推察できると思われます。しかし、アクションプランの作成は形式的になってしまうことがあり、実行可能性を研修内で検討することが必要です。研修後のアクションプランの運用については

後述しますが、マナー研修などでは受講者本人が行動し、それが習慣になることが研修の成果として現れるので、アクションプラン作成にはあまり向いていません。筆者が経験したケースでは、第4章で紹介したホスピタリティ・マネジメント（p.141）の診断を1か月後に本人に受けてもらうと同時に、本人の行動に対する上司評価も確認します。一定程度実践できていない場合は、次年度の新人看護師と一緒に再受講するという厳しい内容となっています。また、中堅以上の看護師に同様の研修を実施した場合では、講師スキル研修が1日追加されており、その後に新人看護師のマナー研修を講師として実施することが必須となっています。

「③方法論による業務効率化・業務改善」については、研修テーマの企画段階で現場ニーズ（業務への即効性があり、受講者を送り出したいといった看護師長の考え）が確認できたうえで実施されることが多いので、受講者の研修前の課題として業務実態を棚卸しするなど、受講者自身の評価・レビューや研修後のレポートなどで効果を把握することは難しくないでしょう。

一方、「②周囲への影響力や視野を広げた対応力の強化」と「④チームメンバーとしての目標達成意欲や協調性の向上」の効果は、組織への影響度になるので、「かなり把握しにくいケース」としてあげられます。これらのケースでは、受講者の所属部署における課題の視点、受講者自身の一定期間（継続性）の行動変容による視点、そして看護部（講師サイド）本位の視点が、効果測定を困難にしている可能性があります。

②④の効果測定手段では、受講者の業務がわかる周囲の職員（上司、部下、同僚など）に協力してもらい、無記名での360度評価（関係する周囲の人たちによる評価）を実施している病院もあるようです。しかし、この手法も決して万能薬ではなく、以下のような問題点を内包していることに気をつけるべきだと考えます。

- どんなテーマの教育から、どういった効果が生まれているかを類推できない。
- 匿名評価だが、実際には受講者が評価者を想定できてしまい、本音を記入できない。
- 受講者への評価結果がよくないと、職場に不信感が生まれる懸念がある。
- 評価結果にのみに捉われがちで、回答背景や文脈的要素を見落としてしまう。

・信頼関係を意識し、政治的に回答を偽装することもある。

　もちろん、360度評価それ自体はきちんと運用されていれば、こうした問題点が生じるケースは極めてまれでしょう。しかし、教育の効果測定に適用する場合は人事評価制度のそれと異なり、事前に360度評価に対する正しい認識や理解を教育していることが少ないように見受けられます。

④ ヒューマン・スキル研修による組織貢献度を把握する

　それでは、なかなかよい効果測定方法が見当たらない「②周囲への影響力や視野を広げた対応力の強化」と「④チームメンバーとしての目標達成意欲や協調性の向上」のケースについて、解決策を考えてみましょう。

　通常は、教育提供側（たとえば看護部、看護協会など）と受講者側で、研修後の効果検証について明確な取り決めはないことが多いでしょう。

　特にヒューマン・スキルは個人としての課題認識より、組織活性化や経営課題（チーム医療の推進など）への対応策として教育機会が与えられることが多いので、受講後の受講者本人の意識として実践に対する動機づけが希薄になりがちです。たとえばプリセプターシップ研修を「自分は後輩指導力が不足しているから」との理由で、自ら研修参加に手を上げる看護師は少ないのではないでしょうか。

　また、受講者の送り手側（看護師長）は、教育効果を組織パフォーマンスの向上（プリセプターシップ研修であれば、新人看護師の自立促進）として求めることが多く、どうしても効果検証が研修後に一定期間を要するため、明確に研修の効果として判断できないところもあるかと考えられます。

　しかし、今、臨床の現場で起きている様々なトラブルや問題（看護師の離職懸念も含め）は知識や経験ではなく、コミュニケーションや協調性など人的要因に負うところが少なくありません。施設の規模や注力している専門領域によって差はあるものの、患者の視点からでも看護の質向上にヒューマン・スキルの高い人材が求められているのは事実でしょうし、日増しにその要求は高まっているといえます。

〈1〉モチベーションの特性を活かした評価尺度としての有用性

　第1章では、モチベーション理論やモチベーションの中身について詳しく解説しましたが、モチベーションには時期によって変動する"可変性"という特性が

あります。たとえば新人看護師が入職したばかりでモチベーションの高いときがある一方、患者のクレームからモチベーションが低くなるなど、その時々の状況によって左右されやすいのが理解できるかと思います。

また、人によってモチベーションの拠り所が違う、モチベータが示す"個別性"があります。さらにモチベーションの高い（低い）人と一緒に仕事をしていると、自分もモチベーションが高く（低く）なる"伝播性"といった、全部で3つの特性があります。

この考えかたを応用すると、研修の前と一定期間後で受講者個人に対するモチベーション調査を実施し、行動変容は起きている（やる気は上がった）か、またその要因（モチベータ）は何かを知ることができるわけです。

モチベータの8つの因子（社会貢献、成長欲求、専門性志向、環境適応、リーダーシップ、承認欲求、協調志向、手順・ルール、WLB志向）は、それぞれの動きを研修前と研修後の診断結果で確認し、客観的な影響を把握できるツールとしても有用なのです（**図5-5、表5-4**）。

もちろん、1つの研修テーマが1つのモチベータだけに対応しているということではありませんが、研修テーマによって各モチベータへの影響度合いに差異が生じます。ちなみに筆者の経験からもコーチング研修やキャリア開発研修の事前・事後に診断を実施し、定量的な効果が確認できています。

また、第1章の名古屋掖済会病院の実践事例（p.29）で紹介したリフレクションシートや動機づけシートを用いて受講者の内省を促すと同時に、教育担当看護

図5-5　看護職のモチベータ（再掲）

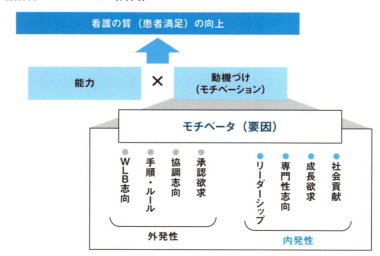

表 5-4　モチベータと研修テーマの関連性（例示）

モチベータ	主な特徴	関連性のある研修テーマ（例）
社会貢献 （公的有意義性）	地域の人の役に立ちたいという使命感で医療に携わること	・認知症高齢者の看護 ・訪問看護入門プログラム
成長欲求 （キャリア指向）	仕事自体が好きか、自分に合っていて、成長したいこと	・専門知識・技能スキル研修 ・キャリア開発
専門性志向 （スペシャリスト型）	仕事内容を理解し、経験を積み重ねて特定の知識やスキルを高めたいこと	・認定看護師、専門看護師 ・特定行為にかかわる看護師
リーダーシップ （チーム運営志向）	自分の考えや進めかたでチームを牽引し、目標を達成すること	・リーダーシップ ・問題解決思考法
承認欲求 （フィードバック性）	職場で、上司やまわりから寄せられる期待や信頼、評価されること	・持ち味カード研修（各自の長所を目標設定に活かす）
協調志向 （チームワーク性）	職場でのコミュニケーションの円滑さや協調性、関係性への志向	・アサーション ・コーチング
手順・ルール （マニュアル志向）	業務手順が明確になっていること。病院の設備、立地といった職場環境が快適であること	・手技基本研修 ・講師養成講座（教材制作）
WLB志向 （プライベート充実型）	家族や親しい人からの仕事の理解があること。また、仕事と余暇のバランスがとれていること	・モチベーション研修 ・段取り力アップ研修

師や主任が実践での対策に向けワークショップを開催することで、効果性を高めることもできます。

〈2〉研修後の気づきから継続的な行動変容へのさらなる打ち手

　研修が一過性の学習で終わらないようにするためには、各受講者が「個別化→行動計画→実践→微調整」のサイクルを回す必要があります。研修の仕上げにアクションプランを作成し、宣言（コミット）させるものが多くなっており、一定の行動変容を担保しているように思えます。しかし、行動変容とは、まさに意識変革のたまものであり、研修の場でわかったつもりになっていても、その後の継続的な行動（習慣化）に結びつけるのは容易ではありません。

　では、どうしたらよいのでしょうか。たとえば、このアクションプランを研修後に厚くフォロー（観察）するという考えかたがあります。研修で立てたアクションプランをきちんと実践し、さらに客観的な評価を初動段階（半年〜1年）で定期的に実施します。これにより「より実効性の高い行動（アクション）→組織のパフォーマンス向上」が確実になるといえます。

　この客観的な評価時に注意すべきポイントがいくつかあります。

①周囲（上司、部下、同僚のいずれか）と看護部（または研修講師）をからめたフィードバックがある。
　→周囲だけの見解（研修の中身に対する理解度が不足）や、看護部だけの

> 　　　見解（受講者本人の実務に対する理解度が不足）では偏りが生じます。
> ②評価時のフィードバックは単なるチェックではなく、元気づけるコメント
> 　が付されている。
> 　→承認欲求を刺激することがモチベーションをいっそう高め、成果向上へ
> 　　の継続的な行動に結びつけます。
> ③一定期間後ではなく、一定期間内で定期的（例：1か月、3か月、半年）
> 　に実施する。
> 　→まとめの評価では、習慣になっているか不明であるためです。

　以上、研修の効果測定における問題点を整理し、1つの解決策を提示してきましたが、院内の教育において、これ以外にも自院にマッチした効果測定が実施されていることでしょう。

　そこで、どんな効果測定法を取り入れるにしても、共通するチェックポイントを3つ示したいと思います。

> ①教育提供側（看護部）と受講側（所属部署）の期待効果における認識合わせ。
> ②教育企画段階での効果測定方法の明示。
> ③一律ではなく、研修テーマに応じた効果測定のありかた。

　充実した教育メニュー提供と、その効果性を高めることは、看護サービスにおける質の維持、向上にきっと貢献してくれることでしょう[*4]。

3. 地域医療を支えるマクロの視点①：病院ブランドを磨く

　少子高齢化の急速な進展により、日本の医療財政は危機的な状況です。この状況を打開するために政府は地域における医療および介護の総合的な確保を推進するため、65歳以上の高齢者人口が約3,700万人となる2025（平成37）年に向け、医療提供体制のありかたを描き「医療介護総合確保推進法」を制定しました。この中核の考えかたが、都道府県の役割強化のもと、地域医療を「病院完結型」医療から「地域完結型」医療へパラダイムシフト（認識の根本的な変更）をさせることです。

　これを実現すべく、医療・介護サービスの機能分化と戦略的な拡充は待ったなしの状況であり、その基本的なコンセプトは「地域包括ケアシステム」という政策理念として表出されているわけです。皆さんの病院でも病床機能報告をどのようにするかによって、その影響と病棟再編ならびに組織変革が検討されていると思います。

　もともと「地域包括ケアシステム」の原点は、広島県の御調町（現在は広島県尾道市御調町）にある国保病院（現在は公立みつぎ総合病院）とされています。たとえば手術後にリハビリテーションを受けて退院した患者が、在宅復帰後に寝たきり状態になることを防ぐために「出前医療」（在宅ケア）を始めました。さらに病院に健康管理センターを併設するなど、病院長のもとで一元的に患者の健康面の管理運営ができるようにしました。その後、介護施設、福祉施設などを順次病院に併設することで、医療と福祉の一体的・包括的推進体制を構築したのです。これを当時、国保病院の山口昇医師が「地域包括ケアシステム」として紹介しました（図5-6）[5]。

　こうした事例を参考に、厚生労働省は2003（平成15）年の高齢者介護研究会報告書「2015年の高齢者介護」において、介護保険と医療・福祉の相互連携・協働、そして地域住民参加型の理念も包含した「地域包括ケアシステム」を政策理念として定義するに至っています[6]。しかし、結果的にシステム化が進むの

図 5-6　公立みつぎ総合病院を核とした地域包括ケアシステム（保健・医療・福祉の連携・総合システム）

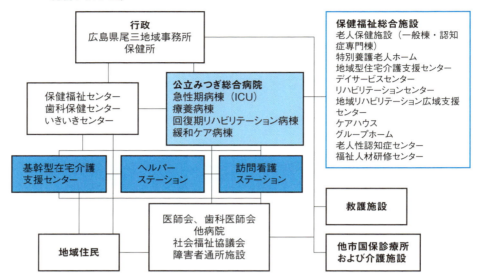

（全国国民健康保険診療施設会：国保直診の紹介；地域包括ケアシステムの例．http://www.kokushinkyo.or.jp/tabid/110/Default.aspx（最終アクセス日：2016/5/25）より引用）

と、戦略的にシステム化を模索するのとでは、大きな違いがあります。前者は地域住民のニーズに対応して、段階的に施設の機能を拡充していく「ニーズ先行型」ですが、後者は地域住民の意識が高まっていないなかで地域の施設から能動的にしかけていく「システム創造型」になります。

　つまり、診療報酬改定のたびに振り回されるのではなく、病院と看護部にはビジョンと戦略策定力が問われます。また、看護師長には中長期の方針展開と目標管理が求められているのです。これは、第4章の実践事例（p.163）で紹介した亀田総合病院にみられる変化対応でない変化創出の戦略志向と同義です。

　「地域包括ケアシステム」は都道府県の役割強化、さらには市区町村をより細分化した地域圏域ごとのシステムの構築を企図しており、各地域の事情（高齢者層の医療・介護ニーズ）に即したマーケティングの視点と医療サービス（医療・介護資源）の提供体制をセットで考えるものになっています。

　こうしたことを踏まえ、ここでは院外のマクロの視点にも目を向け、次代を見すえた看護部門の戦略に必要な視点と、看護師長に求められる役割（ミッション）について触れたいと思います。

① 地域を取り巻く環境認識から、自院の役割を考察する

　都道府県別の高齢者数の増加状況（見通し）について、国立社会保障・人口問題研究所の推計によれば、65歳以上高齢者の2010（平成22）年の人数だけでなく、2025（平成37）年までの増加も都市部に集中している姿が確認できます（図5-7）。

　加えて、都市部では医療職の流動性も非常に高く、医療サービスの提供体制を確立するためには医療職の場当たり的な確保だけではなく、中長期の育成・定着を促す人材マネジメントも喫緊の課題となっている状況です。

　一方で、超高齢社会の到来は多死社会の幕開けでもあります。図5-8で確認できるように、現在は年間120万人の看取り患者が、2025年には150万人前後になると推測されています[*1]。また、現在は病院での看取りが約8割を占めていますが、病院数および病床数が減少の一途をたどっているなか、病床の回転率を上げて対応するのも限界があり、看取り場所が定まらない「看取り難民」は、30万人とも40万人ともいわれています。図5-8のシミュレーションでは、病院の稼働率が一定だとすると、2025年には60万人弱にふくれあがり、仮に2割程度の稼働率向上が見込めたとして、ようやく40万人前後になると予想されます[*7]。今後、病院は自院の患者だけでなく、地域の看取り対応を積極的に行うことが求められているのです。

　また、厚生労働省が2012（平成24）年8月に発表した認知症高齢者数（推計）では2015年で345万人、2025年で470万人と1.36倍も伸びています。ここでの認知症高齢者数は「日常生活に支障をきたすような症状・行動や意志疎通の困難さが多少みられても、誰かが注意すれば自立できる状態」である日常生活自立度Ⅱ以上を対象としています。

　同じく、厚生労働省の「認知症施策推進5か年計画（オレンジプラン）」では、2012年の時点で305万人の認知症高齢者の12％が医療機関、29％が介護施設となっていますが（表5-5）、2017（平成29）年の推計では、認知症高齢者数は373万人、医療機関が10％、介護施設が28％となっています。国の政策で介護施設などは急ピッチで増えていますが、それでもカバーしきれずに、半数近くが在宅介護に流れる状況があります。こうしたことから、治療のみならず、病院がどのように支援体制を整えられるかは、社会的な要請からも日々高まっているといえます。

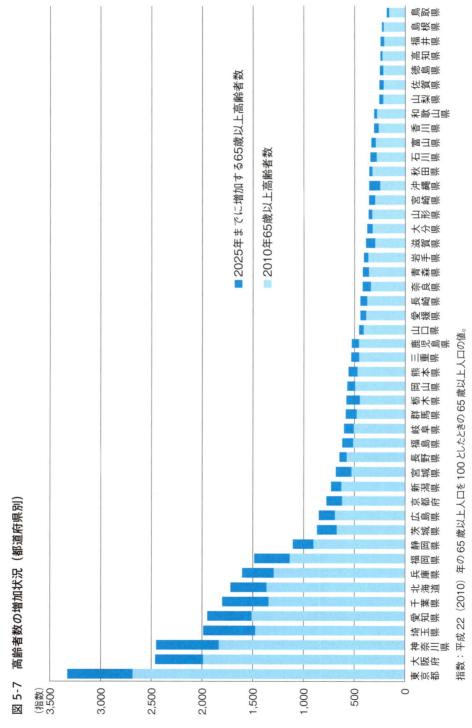

図 5-7 高齢者数の増加状況（都道府県別）

指数：平成22（2010）年の65歳以上人口を100としたときの65歳以上人口の値。

（国立社会保障・人口問題研究所：日本の地域別将来推計人口（平成25（2013）年3月推計），2013. より作成）

図 5-8 死亡場所の推移と将来予測

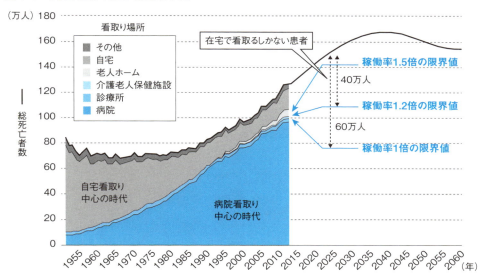

資料／厚生労働省：人口動態統計，国口社会保障・人口問題研究所：日本の将来推計（平成24年推計），全日本病院協会：終末期の対応と理想の看取りに関する実態把握及びガイドラインのあり方の調査研究．
(小松大介著，大石佳能子監修：病院経営の教科書；数値と事例で見る中小病院の生き残り戦略，p.107，日本医事新報社，2015．より引用)

表 5-5 認知症高齢者の介護サービス利用（5年後の推計）

認知症高齢者数の居場所別内訳	平成24年度（2012）	平成29年度（2017）
認知症高齢者数	305	373
在宅介護	149	186
・うち小規模多機能型居宅介護	5	14
・うち定期巡回・随時対応型サービス	0	3
居住系サービス	28	44
・特定施設入居者生活介護	11	19
・認知症対応型共同生活介護	17	25
介護施設	89	105
・介護老人福祉施設	48	58
・介護老人保健施設等（介護療養型医療施設を含む）	41	46
医療機関	38	38

単位：万人

※端数処理の関係で積み上げは一致しない．
(厚生労働省：認知症施策推進5か年計画（オレンジプラン）；（平成25年度から29年度までの計画）．http://www.mhlw.go.jp/stf/houdou/2r9852000002j8dh-att/2r9852000002j8ey.pdf（最終アクセス日：2016/5/25）より引用)

② インターナル・ブランディングを戦略に活かす

　地域と自院を取り巻く環境認識から、SWOT分析を実施し、戦略を策定する際に必要な"自院が現在抱えている経営課題"を明らかにします。第3章でSWOT分析の手順は解説していますが（p.114）、①「積極戦略」で自院の強みをどう活かして、外部環境の機会（看取り対応や認知高齢者医療の需要）を最大限に活用し、自院がどのように成長していくことが可能かという視点から経営改善課題を抽出していくこと、②「差別化戦略」で地域内において競合する病院といかに差別化を図っていくかという視点が非常に重要になってきます。

　そのうえで、自院の強みをどのように地域住民へ訴求していくかについては、第1章で紹介したインターナル・ブランディングの展開（p.23）が必要になります。しかし、皆さんもご存じのように、医療法では広告規制の条項が厳しく定められ、医療に関する広告として広告可能な事項は「患者の治療選択等に資する情報であることを前提とし、医療の内容等については、客観的な評価が可能であり、かつ事後の検証が可能な事項に限られる」と、かなり限定的な取り決めになっています。

　そうしたなか、愛知県内で中日新聞の協力会社として2012（平成24）年10月に設立されたプロジェクトリンクト事務局の活動には興味深いものがあります。医療機関専門の広報企画制作会社として、病院で働く医療職にフォーカスした情報提供冊子「LINKED－Plus（リンクト・プラス）」を中日新聞広告局と共同編集で制作しています（インターネットで確認できます。http://www.project-linked.jp/）。紙面は活躍する医療職を取り上げ、その病院の訴求ポイントを物語調でわかりやすく、時には感動的に伝えています（**図5-9**）。記事として掲載された病院は自院の外来フロアに冊子を掲示し、誰でもが持ち帰れるようにしています。こうした取り組みは地域住民へのプロモーションになると同時に、院内の職員もいつも目にすることから、ブランド意識をいっそう高めることにもなります。

　こうした媒体は入職希望者に配布するなど、採用面でも十分に訴求できます。第1章のインターナル・ブランディングの解説では触れていませんでしたが、採用活動は最も大切なプロジェクトといえます。それは、採用ミスは2つの深刻な影響を組織に与えるからです。まずは、イメージ・ダウンです。たとえば採用ミスによって雇用した看護師は、モチベーションが低く、患者に質の高い看護を提供

図 5-9　情報提供冊子「中日新聞 LINKED ／ LINKED － Plus（リンクト・プラス）」

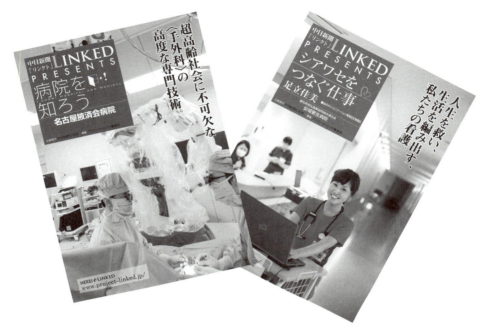

できません。だからといって簡単に辞めてもらうこともできないことから、マイナス面を抱えたままになります。また、その人が早期退職したとしても、所属していた病院や部署へのいわれのない不満を外部で言う可能性があり、要注意です。

　もう 1 つの影響は、組織の活力を奪います。間違った新人看護師の採用では、優秀なプリセプターの労力を削いでいる可能性があります。新人看護師の育成は、とても根気がいるものですが、手間のかかる新人はプリセプターの本来業務にも影響を及ぼします。また、カンファレンスや病棟会議で"自分には関係ない"という姿勢で参加している中途採用者がいたら、時間泥棒にもなります。会議に参加せずに、ほかの仕事を進めてもらったほうが、チームにとって生産性が上がるからです。

　では、採用活動において、インターナル・ブランディングを達成するためには、どんなことに気をつけたらよいのでしょうか。ここでは、3 つの重要な方法を紹介しますが、いずれも共通した考えかたがベースにあります。それは「徹底した価値観のすり合わせ」です。

①自院または看護部で大切にしている価値観のキーワードについて、自らの

体験を語ってもらう。
　　　→たとえば"患者に寄り添う看護"や"協調性"といった、看護師であれば誰でも言えそうな自己ピーアールのキーワードで語ってもらいましょう。皆さんは、その価値観が、どんな行動に結びつくか、知りたいのではないでしょうか。思いだけでは患者や同僚には伝わりませんし、何よりも行動の結果から感じられるのが、このキーワードなのです。
②面接回数を増やして、配属予定の上司と1対1の面談を実施する。
　　　→看護師確保に困っている病院は、看護部長面談のみで採用を決めていることが多いのではないでしょうか。これからは看護師長面接を一次試験にし、将来の上司との相性や、部署の方針、雰囲気も理解してもらってから入職してもらいましょう。病院や看護部の採用方針よりも、自分が働く現場（部署）の情報を、より現実的に捉えてもらったほうが、ギャップを生じにくく、また事前に上司と十分にわかり合っているという安心感が、本人を職場に溶け込みやすくします。
③質問は何度も掘り下げて聞き、人となりを把握する。
　　　→表面的な回答では、その人の本質は見えてきません。なぜ、そう思ったのか？　どうして、そういう行動をとったのか？　周囲はどう感じたと思うか？　など、1つのことを掘り下げていくと、その人自身の言葉（本音や価値観）が出てきます。

　さて、こうした採用選考はかなり厳しいと感じたと思います。ただでさえスタッフ確保が難しいのに、こうした手順で選考基準を高くすると、予定の看護師数を集められないのではないかという懸念です。しかし、看護師が足りないところに採用ミスをした看護師がいくら入っても、先ほど述べた悪影響が出てしまいますし、優秀な看護師（プリセプターなど）にも余計な負担をかけてしまい、離職につながりかねません。
　人材不足のときほど、焦らずにパフォーマンスの高い人を採用することに注力すべきです。一般企業でも、できる人財が多くいる会社は、採用面接の重視は当たり前のことであり、これらの労を惜しむことはありません。

4. 地域医療を支えるマクロの視点②：マネジメント・システムのPDCAを回す

　「医療介護総合確保推進法」では、その趣旨において「効率的かつ質の高い医療提供体制を構築するとともに、地域包括ケアシステムを構築する」としているものの、医療職の地域と職場に対するロイヤルティ（愛着心）、さらには職務満足につながるモチベーションなくして、実現は困難でしょう。ここでは、特に医療職の流動性が高く、高齢者層が多い都市部の医療職の「地域」への定着と育成の方向性について考察しました。そのなかで見えてきたことは、「地域包括ケアシステム」における医療サービス向上は、その地域の病院（施設）で働く医療職の地域特性に応じたキャリア観の醸成と言い換えられるということです。

　そのためには、医師には「地域に根差した経営マインド」、看護部門やコメディカル部門の医療職には「地域でのキャリア・パス」、介護職には「多様化する介護サービスへの対応（適職感と職場環境の改善）」といった、新たな人材マネジメントの軸が必要になります。これまでのように"質の高い医療サービスを提供できる専門職"ということだけでは、流動性に歯止めがかからないことからも、病院・施設そして、地域に貢献し続けたいという志を高く持ち続ける医療人財の育成が急務であり、病院・施設長と管理者は育成・指導方法を抜本的に見なおしていくことが求められています。しかし、都市部の病院・施設では人材確保施策として多大な採用コスト（労力も含め）をかけているにもかかわらず、定着しないという実態によく直面しています。その一方で、国の政策や都道府県の当該事業では、個々の施設におけるミクロの動向まで緻密に踏み込めていない状況が垣間見えます。

　「地域包括ケアシステム」の構築において、医療職の人材育成と定着施策を考えると、医師は診療活動の起点であり、医療経営の要の人材です。医師には「地域医療」を推進していくなかで患者を診療する高い使命感・責任感はもとより、病院経営にも積極的に関与し、地域の医療基盤を盤石にしていく役割と高い志をもってもらう必要があります。

　また、看護師は急速に増えてくる高齢者の入院患者の在院日数をいかに減ら

し、「入院から在宅までの切れ目ないサービス」をどう実現していくか、臨床での看護アセスメント能力の向上のみならず、訪問看護を含めた地域での医療連携の要になるための人材育成が求められています。

　一方で、超高齢社会の担い手である介護職ですが、なり手が少ないことから、介護という職務内容に高いモチベーションをもち続けてもらうことが何よりも重要でしょう。これからの介護職は講習を受ければ認められる医療行為も出てくることから、医療補助者としても要になってくると考えられます。

① 「地域包括ケアシステム」構築への人財マネジメント

〈1〉4つのリテンション・マネジメントのステップ

　第1章で、リテンション・マネジメントとは組織としてリテンション（できる人財が定着すること）のしくみ（マネジメント・システム）を構築することと説明しています（p.41）。

　病院組織として、リテンション・マネジメントを推進していくには、次の4つのリテンション・マネジメントのステップを踏み、PDCAを回すことが極めて重要です。

> ①組織の問題、人事上の課題を明らかにし、改善の方策について管理職以上が共通認識を図る。
> ②人材の適正な評価、キャリア感について上司と部下が理解し合う。
> ③労働環境、組織風土、ワーク・ライフ・バランスについての改善方針を明示し、職員どうしが協力し合う。
> ④院長、理事長が率先して理念や患者志向の浸透を徹底し続ける。

　しかし、筆者が携わったコンサルティング現場でも、手順通りに進むことはまれでした。特に医療職は個々の専門性が高く、時には職種間での縄張り意識が作用し、組織人としてコミットメントや新たな取り組みに対する連携をとりづらくすることがあります。この場合、手順の優先度を職種ごとに変えるのが有効です。一般的には、医師（医局）は上記のステップ④から始めるのがよいケースが多くなります。医師の場合は経営を担う組織人としての意識を早い段階から醸成していく必要があるからです。

また、看護部門・コメディカル部門はステップ②から始めることが望ましいです。看護師を例にあげると、7対1の看護基準が設定されてから、都市部を中心に看護職の流動性が極めて高くなっています。看護師長を中心とした管理職層は、これまでにない多様な価値観（男性看護師、大卒看護師、中途採用者、ママさんナースなど）を有した人材の育成に日々翻弄されている状況もあります。また、これからは訪問看護師の需要が急増することがあり、他職種連携やマネジメント・スキルの向上が欠かせません。各自の「やりたい看護」とキャリア・パスを、どう折り合いをつけるかが、上司に求められます。コメディカル部門の医療職も同様に、キャリア・パスの合意形成が必要になってきます。

　介護職は「働きがい（モチベーション）」を何よりも必要としている職種です。医療職と違い、専門的な学校教育で職業観をしっかりと形成してから資格取得するというより、数ある職業選択の1つとして就職している人材が少なくありません。さらに、慢性的な人材不足感から、職場環境も決してよくありません。そのため、一人ひとりの適職感の醸成とセットでステップ③に着手することが、何よりも大切になってきます。

　もう、皆さんは気づかれたと思いますが、今まで紹介した様々なマネジメントの考えかた（アプローチ）は、まさにこれらのステップに沿ったものであり、看護部門を中心に一つひとつの具体的な実践事例を紹介してきたわけです。

　ステップ①は、第1章で取り上げた職員満足度調査の有効活用として解説しています（p.17）。

　ステップ②は、第3章で取り上げた「面接対話力」（p.90）や「目標設定」（p.99）などになります。

　ステップ③は、第2章で段取り力やパートナーシップ・マインドという考えかたを紹介し、ワーク・ライフ・バランスの道筋を示しました（p.55）。

　最終的にはインターナル・ブランディングも含め、ステップ④がどこまでできているかで、できる人材の引き留めと定着につながってくるわけです。

〈2〉マネジメント・サイクルのPDCAを回す

　最後に2013（平成25）年10月に、筆者のフェアアンドイノベーションとJTBコーポレートセールスが共同で実施した「20代、30代の全国看護師における就業意識調査」（n=632）の結果から、リテンション・マネジメントのステップ④までの実行状況を確認してみましょう。

　図5-10からは「私は今の病院でずっと働くつもりである」看護師が32.9％

しかいない一方で、4割近くがそのつもりはないとしています。具体的にどのくらいまで働くつもりかを聞いたところ、4年くらいまでの看護師が全体の35.1％に上っている状況です。

　看護師は今働いている病院に対する誇らしさや、その院長（理事長）の職員に対する信頼感をどう受けとっているかを聞いたところ、肯定回答と否定回答がそれぞれ3割程度と拮抗しています。中身を詳細に調べてみると、「病院（施設）は職員の意見に積極的に耳を傾けようとしている」については4割近くが否定回答になっており、このうちの45.9％が転職サイト・人材紹介会社に、すでに登録済みの看護師なのです（未登録者は35.6％）。これは「私は今の病院（施設）でずっと働くつもりである」の否定回答者に占める割合（登録者：52.7％、未登録者：31.4％）に次ぐ、深刻な数字となっています。

　こうしたことから、働いている病院の院長（理事長）、看護部長、事務長といったトップ・マネジメント層が、職員に対するダイレクト・コミュニケーション（直接行う意思疎通）を頻度・内容ともに充実させることが、継続的な勤続意向を醸成するために、とても大切なのではないかと考えるのです。

　これらの取り組みについての考えかたや成功事例は、まさに本書の実践事例で紹介したとおりですが、図5-11に示すように病院の理念や目的を理解しつつも、共感し、そうしたことを体現（行動化）するように日々指導されている看護師は4割に満たない結果となっています。

　こうしたことは、図5-11の下段にある患者満足度（CS）向上に対する取り

図5-10　看護師の20歳代、30歳代における継続的な勤続意向

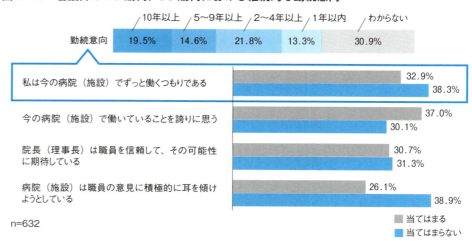

（フェアアンドイノベーション，JTBコーポレートセールス：20代、30代の全国看護師における就業意識調査，2013）

組みでも48.4％が話し合いはもたれているものの、所属している病院らしい（行動指針としての理念共有）という視点での対応になると、42.4％と減っていることにも結びついているのではないでしょうか。

　また、患者満足度に対する自己採点でも高いと答えている看護師は25.7％にとどまり、100点満点で80点に満たないと回答する看護師が7割以上もいることは、謙虚な評価として享受できるレベルのものかどうかを検証する必要があると考えます。なぜなら、データを詳細に確認すると、実際に患者満足度の自己評価を80点以上とする回答者178人のおよそ6割は「今の病院（施設）で働いていることを誇りに思う」「病院（施設）の理念や目的を理解している」「病院（施設）の理念や目的を共感している」で肯定回答になっているからです。

　マネジメント・サイクルのPDCAを回すためには、このようにデータによる可視化を図り、継続的に把握し、変化を検証していく必要があります。そして、皆さんは、すでに調査の企画から施策の検討まで、どのように進めたらいいかを学んでいます[*8]。

② 病院ブランドを高める看護組織づくり

　以上、5章にわたり、リテンション・マネジメントの施策やマネジメントの手法を解説してきましたが、皆さんが勤められている病院でも、こうしたことを1つでも、2つでも実践し、図5-12に示す"病院ブランドを高める看護組織の実

図5-11　病院に対するロイヤルティと患者満足度

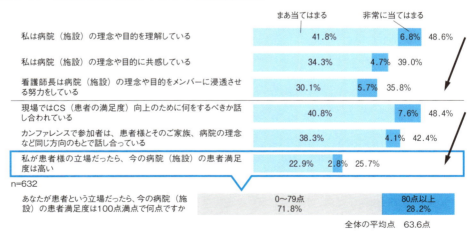

（フェアアンドイノベーション，JTBコーポレートセールス：20代、30代の全国看護師における就業意識調査, 2013）

図 5-12　リテンション・マネジメントが目指す姿

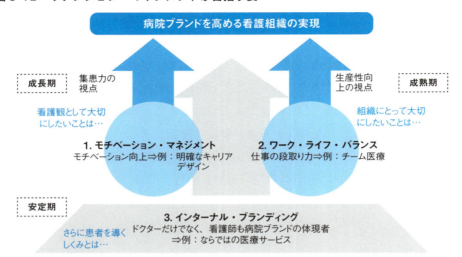

現"を目指してほしいと願っています。図5-12で「成長期→成熟期→安定期」としているのは、病院経営の発展段階になりますが、部署単位でも同じように、組織のライフサイクルというのがあります。ぜひ、今一度、病院や自部署がどういった段階にあるのかを見つめなおして、病院ブランドを高める看護組織の実現に向けた着実な歩みを続けてください。

　皆様のますますのご活躍と医療サービスの向上を心より祈念し、締めくくりの言葉とさせていただきます。

引用・参考文献

* ＊1　入山章栄：ユニクロに学ぶ「儲かるダイバーシティ」しごとの未来地図, PRESIDENT Online, 2014. http://president.jp/articles/-/12104（最終アクセス日：2016/6/9）
* ＊2　永瀬隆之：組織とスタッフの活力を高めるモチベーション・マネジメント；ダイバーシティ・マネジメントとモチベーション, 看護展望, 38（10）：912-917, 2013.
* ＊3　堀公俊：ファシリテーション入門, 日本経済新聞出版社, 2004.
* ＊4　永瀬隆之：組織とスタッフの活力を高めるモチベーション・マネジメント；研修の効果測定とモチベーション, 看護展望, 38（9）：837-841, 2013.
* ＊5　全国国民健康保険診療施設協議会：地域包括ケアシステムとは. http://www.kokushinkyo.or.jp/tabid/110/Default.aspx（最終アクセス日：2016/6/9）
* ＊6　厚生労働省老健局：2015年の高齢者介護；高齢者の尊厳を支えるケアの確立に向けて. http://www.mhlw.go.jp/topics/kaigo/kentou/15kourei/（最終アクセス日：2016/6/9）
* ＊7　大石佳能子監修, 小松大介著：病院経営の教科書；数値と事例で見る中小病院の生き残り戦略, p.106, 日本医事新報社, 2015.
* ＊8　永瀬隆之：組織とスタッフの活力を高めるモチベーション・マネジメント；いまの20歳代看護師の働きがいはどこにある?, 看護展望, 38（13）：1190-1195, 2013.

付章 これは使える！ワークシート

本書で紹介したワークシートなどをツールとして使えるようにまとめました。
ご活用ください。

- ●モチベータ診断 …………………………………………………………… 214
- ●モチベータ・チャート（やる気のもと） ……………………………… 215
- ●モチベータ（やる気のもと）の意味 …………………………………… 216
- ●段取り力関連の用語解説 ………………………………………………… 217
- ●ワークスタイル診断 ……………………………………………………… 218
- ●投下時間分析シート ……………………………………………………… 219
- ●価値観シート ……………………………………………………………… 220
- ●価値観にまつわるエピソード・シート ………………………………… 220
- ●ファシリテーション・チェックシート ………………………………… 221

● モチベータ診断

自分のモチベーションを自己診断してみましょう。あまり考え込まず、直感で回答しましょう。
回答し終わったら、4つの設問ごとに回答結果を足し算してください。

	まったくあてはまらない		どちらでもない		非常にあてはまる	
1. 地域やオフの活動でも仕事のことが役立っている	1	2	3	4	5	①
2. 自分は意義のある仕事をしている	1	2	3	4	5	
3. 今の仕事は、友人や家族に自慢できる	1	2	3	4	5	点
4. 病院（施設）の理念を実践している	1	2	3	4	5	
5. 自分に合った仕事をしている	1	2	3	4	5	②
6. 仕事における権限や自身で判断できることが増えている	1	2	3	4	5	
7. 自分の経験を活かせる仕事をしている	1	2	3	4	5	点
8. 自分の好きな仕事をしている	1	2	3	4	5	
9. 自主的に勉強して技能をみがきノウハウを蓄積している	1	2	3	4	5	③
10. 自分のニーズにあった教育・研修を受講できている	1	2	3	4	5	
11. 医療の質を高めるために自分が何をすべきか理解している	1	2	3	4	5	点
12. 仕事に自分らしいこだわりをもち、専門性を発揮している	1	2	3	4	5	
13. 仕事を通して、自分の考えかたや発想を表現している	1	2	3	4	5	④
14. 仕事のなかで、自分の個性を発揮している	1	2	3	4	5	
15. 仕事のなかで、自分の気持ちや意見を主張している	1	2	3	4	5	点
16. 仕事のなかで、複数の人の意見をまとめている	1	2	3	4	5	
17. 上司や仲間から期待されている	1	2	3	4	5	⑤
18. 自分の仕事が、まわりから評価されている	1	2	3	4	5	
19. 自分に期待された成果を達成している	1	2	3	4	5	点
20. 周囲からのフィードバックが仕事の質を高めている	1	2	3	4	5	
21. 仕事仲間との交流を楽しめている	1	2	3	4	5	⑥
22. 職場では必要なコミュニケーションがとれていると思う	1	2	3	4	5	
23. 自分が忙しくても、困っている仲間をサポートしている	1	2	3	4	5	点
24. 仕事を進めるうえで他の職種の職員と連携しやすい	1	2	3	4	5	
25. 今の仕事には、しっかりしたマニュアルがある	1	2	3	4	5	⑦
26. 職場の皆が従うべきルールが、明確になっている	1	2	3	4	5	
27. 設備や立地条件などの環境が整った職場で働いている	1	2	3	4	5	点
28. 仕事を進めるうえで、必要な情報や材料、道具、手順などを与えられていると思う	1	2	3	4	5	
29. 家族や親しい友人と過ごす時間がとれている	1	2	3	4	5	⑧
30. プライベートで集中できる趣味や過ごしかたがある	1	2	3	4	5	
31. 仕事とプライベートの比重に満足している	1	2	3	4	5	点
32. 家族は私が医療職として働くことに賛同している	1	2	3	4	5	

次のモチベータ・チャートのレーダーチャートに①〜⑧の点数を入れて線で結んでください。

● モチベータ・チャート（やる気のもと）

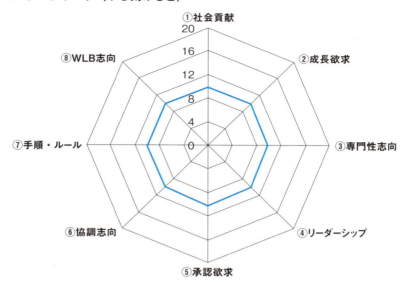

　最も高い点数をプラス・モチベータ（やる気のもと）、最も低い点数をマイナス・モチベータ（やる気を阻害している要因）とし、思い当たることを以下の表に記入してみましょう。
※プラス・マイナスのモチベータがそれぞれ複数ある場合は、それらすべてを選んでください。

モチベータ	タイプ	モチベータの意味	思い当たること
社会貢献	公的有意義性	地域や人の役に立ちたいという使命感で医療に携わること	
成長欲求	キャリア志向	仕事自体が好きか、自分に合っていて、成長したいこと	
専門性志向	スペシャリスト型	仕事内容を理解し、経験を積み重ねて特定の知識やスキルを高めたいこと	
リーダーシップ	チーム運営志向	自分の考えや進めかたでチームをけん引し、目標を達成すること	
承認欲求	フィードバック性	職場で、上司やまわりから寄せられる期待や信頼・評価されること	
協調志向	チームワーク性	職場でのコミュニケーションの円滑さや協調性、関係性への志向	
手順・ルール	マニュアル志向	業務手順が明確になっていること、病院の設備、立地といった職場環境が快適であること	
WLB志向	プライベート充実型	家族や親しい人からの仕事への理解があること。また仕事と余暇のバランスがとれていること	

● モチベータ（やる気のもと）の意味

社会貢献 （公的有意義性）	・地域や人の役に立つ仕事という考えがあり、中長期的な視野で医療や病院のありかたを捉える志向性です。 ・これがプラスのモチベータ（プラス・モチベータ）になっている場合は、地域や人に貢献できているという達成感があります。マイナスのモチベータ（マイナス・モチベータ）になっている場合は、目先の仕事に振り回されている、人の役に立てている実感がない気持ちが、やる気を下げています。
成長欲求 （キャリア志向）	・今の仕事や職場環境を通じて、さらに自分を高めたいという志向性です。 ・これがプラス・モチベータになっている場合は、いきいきと前向きに仕事ができています。マイナス・モチベータになっている場合は、今の仕事が自分に合わないのではないか、今の職場では自分は成長できないという気持ちが、やる気を下げています。
専門性志向 （スペシャリスト型）	・特定の技術領域や職務内容への理解度・習熟度を通して、業務を遂行したい志向性です。 ・これがプラス・モチベータになっている場合は、今までの知識・スキルや経験に自信をもち、他者をサポートするなどでも、自信を感じている状況です。マイナス・モチベータになっている場合は、知識・スキルを磨けていない、経験がなくて焦っているという気持ちが、やる気を下げています。
リーダーシップ （チーム運営志向）	・チーム内での、自分の考え、進めかたに沿って目標を達成する志向性です。 ・これがプラス・モチベータになっている場合は、チーム内でのリーダー的役割をスムーズに実行し、仕事ができています。マイナス・モチベータになっている場合は、考えや進めかたを活かせない、メンバーをうまくまとめられないという気持ちが、やる気を下げています。
承認欲求 （フィードバック性）	・職場で、上司、先輩、周囲の同僚から寄せられる期待、信頼、評価に応えたいとする志向性です。 ・これがプラス・モチベータになっている場合は、周囲が期待する成果を仕事で出せていると感じています。マイナス・モチベータになっている場合は、自分の役割や成果が評価されていないという気持ちが、やる気を下げています。
協調志向 （チームワーク性）	・職場でのコミュニケーションの円滑さや協調性、周囲との関係性を重視する志向性です。 ・これがプラス・モチベータになっている場合は、チームワークがうまくいっていることが、やる気を支えています。マイナス・モチベータになっている場合は、人間関係に問題を感じていたり、コミュニケーションがうまくとれない気持ちが、やる気を下げています。
手順・ルール （マニュアル志向）	・仕事を進めるうえで手順が明確であることや、必要な道具や機器（医療機器）が整っていることを求める志向性です。 ・これがプラス・モチベータになっている場合は、職場環境や仕事の手順が整備されていることが、やる気を支えています。マイナス・モチベータになっている場合は、道具や機器の扱いかたがわかりにくいことや、仕事の手順が整備されていないことへの不安・不満が、やる気を下げています。
ワーク・ライフ・バランス（WLB）志向 （プライベート充実型）	・家族が医療職として働くことに賛同していたり、仕事とプライベートのバランスといった仕事以外の生活への影響を重視する志向性です。 ・これがプラス・モチベータになっている場合は、家族から仕事を応援されていること、私生活が充実していることが、やる気を支えています。マイナス・モチベータになっている場合は、仕事が忙しく、私生活を十分楽しめないことが、やる気を下げています。

●段取り力関連の用語解説

分類	用語	解説
コミュニケーション・スキル	聞く	施設内において「聞く」ことは、コミュニケーション全体の45％に達しています。つまり、一番使われているスキル（技術）です。このスキルはコミュニケーション・スキルの基本であり、出発点でもあります。 4つのスキル（聞く、話す、読む、書く）の中で一番向上が難しい技術です。
	話す	施設内において「話す」ことは、コミュニケーション全体の35％を占めます。特に情報化時代においては、成果に直結する重要なスキルです。 4つのスキルの中では、すぐに向上させることのできる技術です。
	読む	施設内において「読む」ことは、コミュニケーション全体の16％を占めます。文章などでの判断も多々あり、見過ごせないスキルです。 4つのスキルの中では、向上させる技が一番ある技術です。
	書く	施設内において「書く」ことは、コミュニケーション全体の9％を占めます。文章での意思疎通も多々あり、見過ごせないスキルです。 一般的に施設内コミュニケーションが十分に機能する（問題解決力が向上する）には、発信スキル（話す、書く）よりも受信スキル（聞く、読む）のほうが優れていることが望ましいといえます。
段取り力	段取り力スコア	モチベーション、仕事をさばく力、投下時間から生産性の高さをスコアで示します。
	動機	仕事の生産性を「(質×量)÷投下時間」としています。そして仕事の質や量は、その仕事の動機、理由、目的によって左右されることになります。それは仕事の段取りにも大きな影響を与えることになります。 「リテンション・サーベイ」（p.41参照）での「動機」が2.5点以下の人は、やみくもに仕事をしている危険性があります。努力の割に成果が出ないことにもなりかねません。
	優先順位	上手な仕事のさばきかたは、目標を設定し、実行し、その結果を評価し、次の目標設定に反映させることの繰り返しです。この一連の作業を進めるうえで優先順位の考えかたはとても重要です。基本的に人間は一時に1つのことしかできません。そこで実施する作業内容により仕事の成果も大きく変動します。 「優先順位」が2.5点以下の人は、仕事の着手の順番に改善の余地大です。
	役割分担	仕事を上手に進めるには権限と責任が明確である必要があります。この2つが明確なとき、役割分担も効果的となります。自己責任の時代においても、それに見合う権限を明確にしている企業が少ないのが現状です。 「役割分担」が2.5点以下の人は、今まで以上に上司・同僚とのコミュニケーションを増やす必要があります。
	意思疎通	仕事は自分一人では絶対にできないものです。必ず相手が必要です。そのためコミュニケーション業務は、仕事を上手に進めるのに重要な役割を果たしています。仕事におけるコミュニケーションの割合は60％を超え、大事なポイントは自分が納得することと、他人と調整することの2つです。 「意思疎通」が2.5点以下でストレスが高そうな状況だった場合は、上司との個別面談を勧めます。
	専門知識	仕事を効果・効率的に進めるには3つの大きなスキル（技術）があります。1つ目はコミュニケーション・スキル、2つ目は仕事のさばきかた（進めかた）のスキル、そして3つ目は専門知識・専門スキルです。専門知識の重要なポイントは、各自の専門性と他者との業際分野（役割分担のつなぎどころ）の取りあいにあります。 「専門知識」が2.5点以下の場合は、専門知識が不足しているか、チーム内でのコミュニケーションが機能せず力を発揮できない状況といえます。
	施設環境	仕事を上手に進めるには職場内環境の整備も重要な要素です。一人ひとりは仕事を進めるにあたって、常に各自の判断とチーム・施設のルール・規範とのせめぎ合いのなかで仕事を進めています。判断とルール・規範の調整がつかないと仕事が遅延・停滞したり、各自の力を出せないことにつながります。 「施設環境」が2.5点以下の場合は、思い通りに仕事ができていない状況といえます。力を十分に発揮するには、今まで以上のコミュニケーションが不可欠です。
	情報処理	仕事を上手に進めるには業務処理と情報処理の双方を的確にマネジメントする必要があります。特に情報処理は、仕事全体の60％を超えるため、対応には十分に気をつける必要があります。 「情報処理」が2.5点以下の人は、的確な情報処理ができていない可能性が大です。「リテンション・サーベイ」の設問の答えが「5」になるように行動を変えると、力を今まで以上に発揮できるようになります。

● ワークスタイル診断

以下の項目を読んで、あなたの仕事の行動に最も近い数字に○をつけてください。

	当てはまる	まあまあ当てはまる	どちらともいえない	そうでもない	当てはまらない
1　時間を決めて、予定どおり終了するよう努力する	1	2	3	4	5
2　しばしば同時にいろいろなことをする	1	2	3	4	5
3　数字ではっきりと結果の出る仕事が好きだ	1	2	3	4	5
4　自信があるように思われるのは重要なことだ	1	2	3	4	5
5　仕事はプロセスよりも結果を重視する	1	2	3	4	5
6　競争心は旺盛だ	1	2	3	4	5
7　よく腹を立て、敵対心を抑えるのに苦労する	1	2	3	4	5
8　他人に対し短気を起こし、人の話に割って入る	1	2	3	4	5
9　リラックスするのが難しい	1	2	3	4	5
10　時間や期限が気になる	1	2	3	4	5

＊各項目で○をつけた数字の合計を10で割る。
　あなたの点数は…

点数	1.0〜1.4	1.5〜2.4	2.5〜3.5	3.6〜4.5	4.6〜5.0
タイプA／B	完璧なタイプA	タイプAの傾向が強い	中庸	タイプBの傾向が強い	完璧なタイプB

＊ワークスタイルとは、仕事に前向きに取り組むときの姿勢のことです。
＊ここでは、自分のワークスタイルを客観視して自覚し、対処するヒントを学びます。

（日本タイムマネジメント普及協会編：ビジネスコンテンツ700．より引用）

● 投下時間分析シート

投下時間分析シート

1. 調査日　　　　　年　　　　月　　　　日（　　　）
2. 調査日概要　　①超多忙　　②多忙　　③平均的　　④閑暇（ひま）
3. 調査日詳細　　勤務時間：　　時　　分　～　　時　　分

	業務名	投下時間(分)	優先順位	形態	備考
1					
2					
3					
4					
5					
6					
7					
8					
9					
10					
11					
12					
13					
14					
15					
16					
17					
18					
19					
20					
21					

①合計労働時間　　　　分　100%　　②A+AX　　　　分　　％
③B+BX　　　　　　　分　　％　　④C+CX　　　　分　　％
⑤AX+BX+CX　　　　 分　　％　　⑥AX　　　　　 分　　％
⑦自分一人　　　　　 分　　％　　⑧他人と共同　　分　　％

［個人データ］
1. 氏名＿＿＿＿＿＿＿　2. 就労延年数＿＿＿＿＿年　3. 現職年数＿＿＿＿＿年
4. 部下数＿＿＿＿名　5. 役職＿＿＿＿＿＿＿
6. 現状課題、問題点　①時間がない　②人手不足　③業務過多　④専門知識欠如
　　　　　　　　　　⑤コミュニケーション欠如　⑥目標不明確　⑦会議多発
　　　　　　　　　　⑧優先順位混乱　⑨その他＿＿＿＿＿＿＿＿

（日本タイムマネジメント普及協会編：ビジネスコンテンツ700．より引用）

● 価値観シート

〈社会〉
- □地域社会
- □倫理感
- □善
- □悪
- □正義
- □公正さ
- □愛
- □平和
- □宇宙
- □地球
- □世界
- □ワーク・ライフ・バランス
- □公平
- □ルール
- □規則
- □順番
- □多様性
- □哲学
- □公共
- □抽象
- □具体
- □政治
- □日本
- □日本人

〈時間〉
- □時間
- □有限
- □無限
- □合理的
- □節約
- □効率
- □生産性
- □スケジュール

- □管理
- □ゆっくり
- □素早く

〈活動〉
- □楽しむ
- □喜ばせる
- □感動する
- □刺激する
- □約束を守る
- □オリジナル
- □挑戦
- □成長
- □創造
- □協力
- □研究
- □真実
- □正直
- □健康
- □尊敬
- □勇気
- □喜び
- □クリエイティブ
- □想像性
- □エネルギッシュ
- □バランス
- □オリジナル
- □情熱
- □好奇心
- □自尊
- □自信
- □自己表現
- □進化
- □励ます
- □認める

- □誠実
- □思いやり
- □プライバシー
- □教える
- □個性
- □輝き
- □学ぶ
- □ポジティブ
- □努力
- □共感
- □忍耐
- □安定
- □一貫性
- □達成感
- □貢献

〈人間関係〉
- □人間関係
- □人脈（ネットワーク）
- □奉仕する
- □ギブ＆テイク
- □人の役に立つ
- □弱者支援
- □ボランティア
- □家族
- □子ども
- □友だち
- □親
- □親戚
- □仲間
- □先生

〈その他〉
- □
- □
- □

● 価値観にまつわるエピソード・シート

キーワード	具体的なエピソードや選んだ理由	仕事での優先順位
〔記入例〕 挑戦	（仕事） 何事も挑戦が大切だと考え、仕事における目標設定は、新しい取り組みを掲げています。何事も挑戦しないと、自分自身の成長が止まってしまいそうな気がします。	
	（仕事以外） 旅行が好きなので、ご当地検定の勉強をしたり、テニスも好きで市民大会にダブルスで出場し、少しずつ順位も上がってきています。50歳からマラソン大会に出場している両親の影響かもしれません。	
	（仕事）	
	（仕事以外）	
	（仕事）	
	（仕事以外）	
	（仕事）	
	（仕事以外）	

● ファシリテーション・チェックシート

	まったく当てはまらない	わずかに当てはまる	時には当てはまる	当てはまる	非常に当てはまる
1. 話し合いの目的・目標・グランドルールなどを、最初だけでなく、適宜示せていた	1	2	3	4	5
2. 話し合いをする環境づくり（時間帯、騒音、机の配置など）に十分配慮していた	1	2	3	4	5
3. 参加者どうしがよい関係で話し合えるように、工夫や働きかけがあった	1	2	3	4	5
4. 発言したそうな表情や意見をもっている参加者には話を振ったりした	1	2	3	4	5
5. 参加者の話が終わらないうちに、口を挟むことはなかった	1	2	3	4	5
6. 参加者の話が回りくどかったり、要領を得なくても、聴く姿勢をもっていた	1	2	3	4	5
7. 参加者の発言に興味があるという姿勢をもっていた	1	2	3	4	5
8. 参加者の話を聴いているときは相手の立場になって共感的理解を示していた	1	2	3	4	5
9. 場つなぎが適切でスムーズな進行だった	1	2	3	4	5
10. 自分の意見やアイデアは最低限にとどめていた	1	2	3	4	5
11. 参加者に考えを押しつけたり、攻撃するようなことはなかった	1	2	3	4	5
12. 参加者の話に対しては、うなずき、相づちを打っていた	1	2	3	4	5
13. ファシリテーターの表情は明るく、リラックスした雰囲気で臨んでいた	1	2	3	4	5
14. 参加者の意見には中立的な立場を一貫してとっていた	1	2	3	4	5
15. 参加者の意見について、「具体的には」「どうしてそう思う」などの深掘りする問いかけがよくあった	1	2	3	4	5
16. 話し合いの進行中に適切な投げかけがあり、うまく意見を引き出していた	1	2	3	4	5
17. 創造的な合意形成に向け、ホワイトボードなどの使いかたがうまかった	1	2	3	4	5
18. 議論をわかりやすく整理したり、筋道や論点を明確にしながら進めていた	1	2	3	4	5
19. 偏った見かたにならないよう、いろいろな視点からテーマを考えるように促していた	1	2	3	4	5
20. 参加者の話し合いは、十分に促進されていた	1	2	3	4	5

●索引●

【欧文】
BSC　113
CAS　167
ES調査　9，17
Happy-Happy志向　148
NLP　141
PDCA　83
PNS　84
SWOT分析　114
VAKモデル　143
WLB　50
WLB志向　7

【和文】
■あ
相手の感じる価値志向　148
アクティブヒアリング　135

■い
委任　77
インターナル・ブランディング　23，204
院内学会　127

■う
内なるブランド活動　23

■え
衛生要因　11
エピソード・シート　184
エルダー制度　82

■お
オープンクエスチョン　96

■か
外的帰属　97
外発性　11
外発性のモチベーション　4
外部　3
書く　134
拡大質問　96
過去質問　96
価値観シート　182，220
可変性　195
看護リーダーシップ　161
患者感動　164
患者満足志向　141，150
感情のコントロール　138

管理　2

■き
聞く　134
帰属意識　25
帰属理論　97
期待　16
期待説モデル　15
キャリア・アドバンス・システム　167
キャリア・アンカー　35
キャリア開発プログラム　32
キャリア開発ワークショップ　179
キャリア観　105
キャリア志向　5
キャリアファイル　124
キャリア面接対話　36，94
協調志向　6
業務改善　70

■く
グループ・インタビュー　179
クローズドクエスチョン　96
クロスＳＷＯＴ分析　117

■け
結果承認　106
欠乏欲求　14
研修の効果性　190
研修の効果測定　193

■こ
コアバリュー　25
合意形成　188
貢献実感　150
肯定質問　96
公的有意義性　5
行動承認　106
行動変容　197
コーチング技法　96
個別性　196
コミュニケーション・スキル　132
コンティンジェンシー理論　38
コンピテンシー評価　154

■さ
"サポーター"システム　166
サポート活用力　138

■し
事業コンセプト　24
思考のコントロール　138
自己決定理論　136
自己効力　138
自己効力感　52，107
仕事のしくみ　59
仕事の質　50
仕事の量　50
社会貢献　5
承認欲求　6
承認力　105
職員満足度調査　9，17
神経言語プログラミング　141
人材育成　29
人材育成プログラム　123
人財マネジメント　208
人事評価面談　93

■す
スカンクワーク　86
ストレス対処資質　138
ストレス耐性　135
ストレッチ目標　101
スペシャリスト型　6
スモールステップの原理　109

■せ
生産性向上　50
成長欲求　5，14，29
専門性志向　6
戦略マップ　118

■そ
組織に対する愛着心　186
存在承認　106

■た
対課題ストレス耐性　138
対環境ストレス耐性　138
対人ストレス耐性　138
ダイバーシティ・マネジメント　37，128，176
対役割ストレス耐性　138
タスク型　177
達成感　150
達成動機　171
タフマインド　139
段取り力　58，66，217

■ち
地域包括ケアシステム　199，208
チーム運営志向　6
チームワーク性　6
長期的関係性志向　148

■て
手順　7
デモグラフィー型　177
電子カルテシステム　165
伝播性　196

■と
投下時間　50
投下時間分析シート　70，219
動機づけ　2
動機づけシート　32
動機づけ要因　9
特定質問　96
突発的な仕事　74

■な
内的帰属　97
内発性　9
内発性のモチベーション　4
内部　3

■に
二要因理論　9

■は
パートナーシップ・ナーシング・システム　84
パートナーシップ・マインド　55
バックトラッキング　143
パッケージ調査　20
話す　134
パフォーマンス　2
バランスト・スコアカード　113

■ひ
否定質問　96
独りよがりの発言　190
ヒューマン・スキル研修　195
病院ブランド　22，29，199
病院理念　24
評価エラー　153
評価誤差　152
評価システム　150
評価ストーリー　156

■ふ
ファシリテーション・スキル　185
ファシリテーション・チェックシート　191, 221
ファシリテーター　181
フィードバック性　6
プライベート充実型　7
ぶら下がり懸念　42
ぶら下がり人材　109
プラス・モチベータ　5
ブランド・イメージ　22
ブランド・ロイヤルティ　21, 186
ブレーン・ストーミング　116

■へ
変化対応力　120

■ほ
方針展開　102
ホスピタリティ・マネジメント　141, 144

■ま
マイナス・モチベータ　5
マグネット・ホスピタル　159
マズローの欲求5段階理論　13
マニュアル志向　7
マネジメント・システム　207
マンダラート　189

■み
見える化　189
ミラーリング　142
未来質問　96

■め
メラビアンの法則　141
面接対話力　90

■も
目標管理制度　15, 100
目標管理面談　124
目標設定　99
目標設定面談　93
目標設定理論　100
目標達成　16
目標のブレイクダウン　102
モチベーション　2, 195
モチベーション・サイクル　16, 38
モチベーション・ダウン　90
モチベーション調査　83
モチベータ　4, 216
モチベータ診断　8, 214

モチベータ・チャート　215

■ゆ
誘因　16
優先順位　67

■よ
読む　134

■り
リーダーシップ　6
リテンション・サーベイ　41
リテンション・マネジメント　41, 208
リフレクションシート　35
両極併存　60

■る
ルール　7

■わ
ワークスタイル　61
ワークスタイル診断　63, 218
ワーク・ライフ・バランス　50, 120
ワーク・ライフ・バランス志向　7
ワーク・ライフ・マネジメント　123

永瀬　隆之　（ながせ・たかゆき）

株式会社フェアアンドイノベーション代表取締役
公益社団法人日本医業経営コンサルタント協会認定医業経営コンサルタント

富士ゼロックス株式会社で営業、マーケティング、経営企画、事業企画、新規事業立ち上げを経験後、株式会社野村総合研究所で研究員およびコンサルタントとして活躍。
株式会社ジェイティービーモチベーションズ（現・株式会社JTBコミュニケーションデザイン）で組織コンサルティング局長を務め、その後独立し、現在に至る。

専門領域はダイバーシティ・マネジメントと病院組織の活性化支援で、特に総合病院のコンサルティングにおいて豊富な実績をもつ。

全国各地の看護協会で認定看護管理者教育課程セカンドレベルの研修講師、日本看護職副院長連絡協議会、各地域の看護部長会、日本看護管理学会、日本赤十字社幹部看護師研修センターでの講師を務める。

リテンション・マネジメントの実践：病院ブランドを高める看護組織のつくり方　　定価（本体2,900円＋税）

2016年6月24日　　第1版第1刷発行
2022年2月4日　　第1版第4刷発行

著　者　　永瀬隆之Ⓒ

発行者　　小倉啓史

発行所　　株式会社メヂカルフレンド社

〒102-0073　東京都千代田区九段北3丁目2番4号
麹町郵便局私書箱第48号　電話(03)3264-6611　振替　00100-0-114708
https://www.medical-friend.co.jp

Printed in Japan　　落丁・乱丁本はお取り替え致します　　印刷／港北出版印刷㈱　製本／㈲井上製本所
ISBN978-4-8392-1608-5　C3047　　　　　　　　　　　　　　　　　　　　　　　105015-105

本書の無断複写は、著作権法上での例外を除き、禁じられています。
本書の複写に関する許諾権は、㈱メヂカルフレンド社が保有していますので、複写される場合はそのつど事前に小社（編集部直通　TEL　03-3264-6615）の許諾を得てください。